JN006937

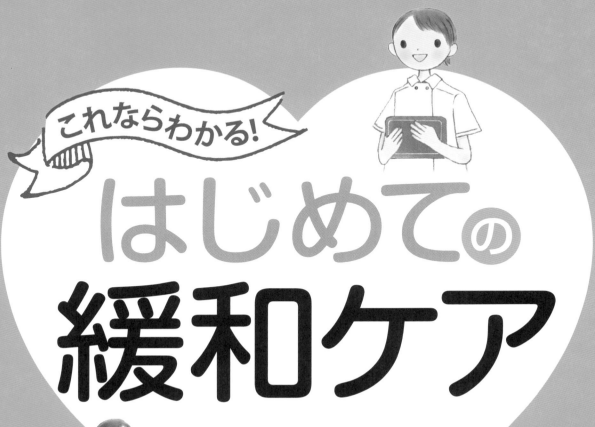

これならわかる！

はじめての
緩和ケア

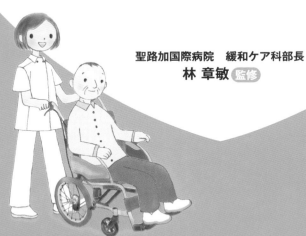

聖路加国際病院　緩和ケア科部長
林 章敏 監修

ナツメ社

は じ め に

　緩和ケアの意義は、以前に比べ、広く知られるようになってきました。

　しかし、まだまだ誤解も多いようです。患者さんやご家族のあいだでは、「緩和ケアは末期になってからのもの」という誤解。医療従事者のあいだでは、「緩和ケアは経験を積んだ医療従事者がやるもの。若い人にはできない」「がんに対するケアで、その他の疾患では必要ない」などという誤解です。

　患者さんやご家族が安心して過ごすために、終末期に適切な緩和ケアをおこなうことは必要です。しかし、それだけではないことも広く知ってほしいと思います。診断を受けた段階、積極的ながん治療を受けている段階から、緩和ケアを受けることで、ストレスをできるだけ減らすことができます。それは、落ち着いた、よりよい時間を長く過ごすことにほかなりません。

　また近年では、がん以外の疾患でも、緩和ケアの重要性が指摘されています。心不全や腎不全、肝不全など、治癒が見込めない疾患において、苦痛を極力感じずに、よりよい時間を過ごしてもらうことが目的です。

　本書では、こうした最新の緩和ケアを、新人看護師や看護学生の皆さんにもひと目でわかるように説明しています。緩和ケア病棟、緩和ケア外来だけ

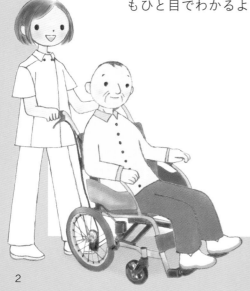

でなく、一般病棟で働く看護師の皆さんにも、役立てていただける内容です。

　若くて経験がないからといって、しりごみすることはありません。経験の浅い新人看護師だからこそ、できるケアがあります。熱心で心のこもった、一生懸命さが伝わるケアです。経験を積んだ看護師の知識と経験も重要ですが、それぞれにできるケアと、よさがあります。

　私自身がこれまで数十年、緩和ケアにとり組むなかでも、若い看護師の熱心さに救われた患者さんを大勢見てきました。そして、知識と経験に裏づけられたケアに救われた患者さんも大勢見ています。さまざまな患者さんがいて、求めているものもひとりひとり異なります。多様なスタッフがいることで、ようやく患者さんのニーズに応えることができるのです。

「苦痛を覚える患者さんのために力を尽くしたい」という思いをもつすべての看護師に、緩和ケアの精神と方法、根拠を理解し、自信をもってケアにあたってもらえるよう、この本をまとめました。

　患者さんのために力を尽くす看護師と、よりよい人生のために緩和ケアを受ける患者さんにとって、本書が役立つことを心から願っています。

聖路加国際病院　緩和ケア科部長

林　章敏

これならわかる！ はじめての緩和ケア

CONTENTS

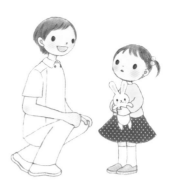

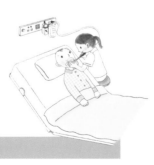

がん疼痛のケア

食欲低下へのケア

悪心・嘔吐のケア

便秘・下痢・腹部膨満のケア

倦怠感のケア

呼吸困難のケア

Part 3

進行した心不全や腎不全、COPD などに対応

非がん患者の緩和ケア

呼吸器疾患の緩和ケア

肝不全の緩和ケア

認知症の緩和ケア

脳神経疾患の緩和ケア

Part 4

最期の時間をよりよいものにするために

最終段階のケアと看取り

最終段階の変化

ターミナル前期のケア

ターミナル中期のケア

Part 5　症状も生きかたも、ひとりひとり違う

ケアに悩んだときのQ&A集

緩和ケアの方法は、医療機関によっても状況によっても異なります。本書で考えかたを理解したうえで、個別のケアについては、医師、上司、先輩などによく確認しながらおこなうようにしてください。

苦痛の緩和や看取りだけじゃない！

これからの緩和ケアを知ろう

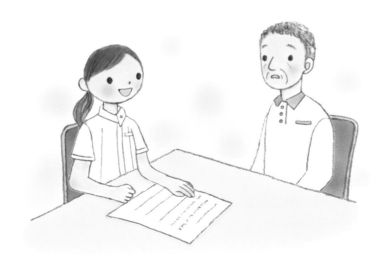

緩和ケアはもう、がん末期だけのものではありません。

がんと診断されたら早期に始めることで、予後もよくなります。

心不全などの治癒困難な疾患でも、苦痛の緩和は重要。

それが、これからの緩和ケアの役割です。

よりよい人生のために
治療と緩和のパラレルケアを

「緩和ケア＝末期」という理解は、過去のもの。現在は治療早期から緩和ケアを導入し、
経過を見ながら並行して進めていく「パラレルケア」が重視されています。

二者択一ではなく、治療と緩和を同時に進める

かつて緩和ケアとは、治療の手立てがなくなった人が、苦痛をやわらげながら死を待つためのケアと思われていました。患者は「治療か、緩和ケアか」の二者択一を迫られ、悲痛な思いで緩和ケアを選択していました。

けれども現在、緩和ケアに対する考えかたは大きく変化しています。治癒困難な疾患と診断された当初から、緩和ケアをとり入れることで、肉体的・精神的負担が軽減されることがわかっています。食欲や睡眠の質が保たれることで、体力も気力も維持できます。がん患者を対象とした大規模スタディでは、予後を改善する効果もあきらかになっています。

治療と緩和ケアの両方を同時におこない、経過に応じてそのバランスを調整していくことが、何より重要です。

ギアチェンジから、パラレルケアへ

従来の緩和ケア

Curative care 治療的ケア	Palliative care 緩和ケア

——————— 時間軸 ——————→

かつては治療ができなくなってから緩和ケアへの「ギアチェンジ」がおこなわれていたが、現在では治療と並行して患者を全人的に支え、苦痛を緩和する「パラレルケア」が推奨されている。

WHO の定義

緩和ケアとは、生命を脅かす病に関連する問題に直面している患者とその家族に対して、痛みやその他の身体的・心理社会的・スピリチュアルな問題を早期に見出し、的確に評価をおこない対応することによって、苦しみを予防し、やわらげることで、QOL を改善するアプローチである。

現在の緩和ケア

Disease modifying or potentially curative
できるかぎり改善をめざし、進行を抑制する治療

Supportive and palliative care
患者を全人的に支える緩和ケア

——————— 時間軸 ——————→

早期からの緩和ケアは、心身によい影響をもたらす

早期からの緩和ケアが心身におよぼす効果には、エビデンスが認められている。

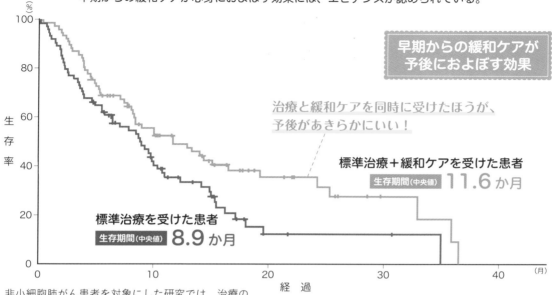

早期からの緩和ケアが
予後におよぼす効果

治療と緩和ケアを同時に受けたほうが、
予後があきらかにいい！

標準治療＋緩和ケアを受けた患者
生存期間(中央値) **11.6** か月

標準治療を受けた患者
生存期間(中央値) **8.9** か月

非小細胞肺がん患者を対象にした研究では、治療の全期間を通して、早期から緩和ケアを受けた患者の生存率のほうが高く、生存期間の中央値は2.7か月長い。

精神的ストレスも
大きく
軽減しています！

上と同じ研究で、早期から緩和ケアを受けた患者のほうが、うつや不安感などの精神的ストレスも軽減されることが証明されている。

（「Early Palliative Care for Patients with Metastatic Non-Small-Cell Lung Cancer」Jennifer S. Temel, Joseph A. Gree, Alona Muzikansky et al. New England Journal of Medicine vol.363 (8)：733-742, 2010 より引用）

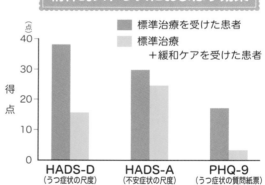

早期からの緩和ケアが
精神的ストレスにおよぼす効果

■ 標準治療を受けた患者
■ 標準治療
　＋緩和ケアを受けた患者

得点

HADS-D
（うつ症状の尺度）

HADS-A
（不安症状の尺度）

PHQ-9
（うつ症状の質問紙票）

がん患者だけでなく、治癒困難な疾患の人を支える

　2002年にWHOは、それまで「治癒不能な状態の患者および家族に対しておこなわれるケア」としていた緩和ケアの定義を改め、「生命を脅かす病に関連する問題に直面している患者とその家族について、スピリチュアルな問題も含めて全人的に対応するアプローチ」と定義しました。これを受けて緩和ケアは、終末期の苦痛緩和だけではなく、心不全や腎不全など治癒困難な病気に苦しむすべての患者のQOLを改善するものとなりました。

　日本では、「第3期がん対策推進基本計画(2018)」において「がんと診断された時からの緩和ケアの実施」が重点課題とされています。それと同時に、心不全をはじめとする非がん患者の緩和ケアへのとり組みも広がっています。

サポーターとしての役割を伝え、全力で支える

緩和ケア科を訪れる患者の多くは、不安や落胆などを感じています。現在の緩和ケアの役割と、これからの支援についてわかりやすく伝え、安心してもらえるようにします。

患者の多くが「緩和ケア＝末期」というイメージを抱いている

緩和ケアの役割が変化したとはいえ、患者の多くはいまも「緩和ケア＝末期」というイメージを抱いています。主治医から緩和ケア受診を勧められただけで、「そんなに悪いのか」と考えてしまいがちです。

このため、緩和ケアチームがはじめて介入するときには、時間をとって患者の話を聞く必要があります。医師と看護師それぞれに、1時間ほどとって面談できると理想的です。

面談ではまず、緩和ケアに対する率直なイメージを聞いて、どんな思いでここに来たのか話してもらいましょう。

緩和ケアの役割を伝え、よりよい人生に役立ててもらう

緩和ケア外来ではじめての面談をするときは、できれば1時間ほど時間をとり、患者の思いや現状認識を十分に聞けるようにする。

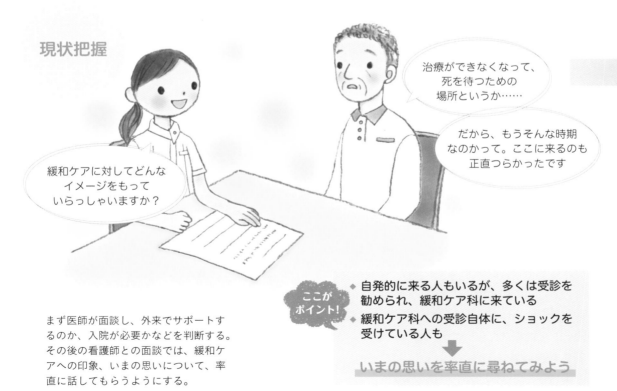

現状把握

（看護師）緩和ケアに対してどんなイメージをもっていらっしゃいますか？

（患者）治療ができなくなって、死を待つための場所というか……

（患者）だから、もうそんな時期なのかって。ここに来るのも正直つらかったです

まず医師が面談し、外来でサポートするのか、入院が必要かなどを判断する。その後の看護師との面談では、緩和ケアへの印象、いまの思いについて、率直に話してもらうようにする。

ここがポイント！

- 自発的に来る人もいるが、多くは受診を勧められ、緩和ケア科に来ている
- 緩和ケア科への受診自体に、ショックを受けている人も

→ いまの思いを率直に尋ねてみよう

つらさをやわらげられること、支えになることを保証する

いまの気持ちを話してもらったら、緩和ケアチームの役割について説明します。「疾患の専門的治療は主治医がおこないますが、私たちはそれ以外の問題を得意としています。心も体も、患者さんを支えるご家族のことも含め、緩和ケアチーム全員でお手伝いさせてください」と伝え、支えとなることを保証します。「主治医のほかに、もうひとつサポーターが増えたと考えてください」などと説明すると、明確なイメージをもってもらえます。

緩和ケアチームがない医療機関の場合も、「これから出るかもしれないつらい症状、困りごとについて、私たちが力になります」と話し、安心して治療を受けられるようにします。

外来からかかわりをスタートし、信頼関係を築いていく

緩和ケアについて前向きに理解してもらえたら、「いちばん気がかりなことは何ですか？」と質問し、今後の支援につなげます。

緩和ケアへの抵抗が強いようなら、あまり無理強いしないこと。痛みなどの症状に焦点をあてて話したほうが、効果的な場合もあります。「こちらでも症状のことでサポートしていきますね」「何かつらい症状が出たら、いつでも連絡してください」と伝え、まずは関係づくりに努めます。

最初は、数か月に1回程度の受診でもかまいません。病状が進行し、患者本人が緩和ケアの必要性を感じた段階で、今後のサポートについて話し合っていくようにします。

緩和ケアの説明

今後の保証

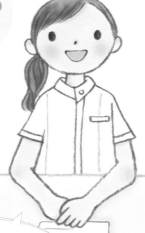

緩和ケアと聞いて、終末期をイメージされる方も多いんですが……

治療とあわせて早期から受けると、よりよい生活を送れます

治療と並行して早期から緩和ケアを受ける意味と、その根拠を説明する。緩和ケアがよりよく生きるために有効なケアだと理解してもらう。

＼ 安心させる言葉がけの例 ／

治療については主治医のチームが専門ですが、私たちはそれ以外のサポートを得意としています

いま○○さんにとって気がかりなことも含めて、私たちにお手伝いさせてください

心のことや家族のこと、生活のこと、できるだけサポートしていきます！

痛みをはじめ、これから出てくるかもしれないつらさも、やわらげる工夫を検討していきます

患者にとって、いまいちばん気がかりなことを話してもらう。緩和ケアチームがその支援をすることを約束し、つらい療養生活にならないよう力を尽くすと保証する。

意思決定を早期から支援し、ACPをおこなう

ケアの方向性を決めるうえでも重要となるのが、ACP（アドバンス・ケア・プランニング）。
厚生労働省でも「人生会議」として推奨しており、一般的な認識も広がりつつあります。

これからの治療や過ごしかたについて話し合う

ACPとは、患者と家族、医療者が、この先の治療とケアについて話し合い、共有するとり組みです。患者の価値観をもとに、これからの過ごしかた、治療生活における目標を考えます。残される家族や事業のことなど、気がかりな点についても話し合っておきます。

ACPのうち、終末期の延命処置や死後の対応についての意思を文書で示すことを「アドバンス・ディレクティブ」といいます。いまのところ法定文書はありませんが、リビングウィルという文書で意思表示をするのが一般的です。医療者だけでなく、家族とも内容を共有してもらうと、急変時にも確実に対応できます。

切り出すタイミングが重要。希望を奪わないよう配慮して

ACPは早めにおこなうのが理想的ですが、早いほどいいというものでもありません。唐突に切り出すと、「もう治療に望みはないのか」「終末期が近いのだろうか」と思われて、治療への希望を奪ってしまうことも。タイミングとして適しているのは、「病状が安定し、少し先を考えることができる時期」です。

まずは「これからのことについて、お考えになったことはありますか？」と水を向けるといいでしょう。通常は医師が切り出しますが、看護師のほうが話しやすい場合もあります。患者の理解度や、率直な思いなどを、日常のケアのなかでていねいに聞いていきます。

ACPを始める前に、4つのポイントをチェック

ACPについて考えることができる状況かを判断する。話し合ったほうがよいタイミングと感じたら、医師にそれを伝えることも大事。

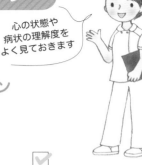

心の状態や病状の理解度をよく見ておきます

医療者との信頼関係はできている？

価値観を話してもらうには、信頼関係があることが前提。医師、看護師にかぎらず、緩和ケアチームのほかのスタッフでもOK。

家族とのコミュニケーションがとれている？

病状の進み具合や治療の状況を、家族と共有できているかを確認。できていなければ、家族と話すことを助言する。

病状が理解できている？

自分の病状を正しく理解していないと、今後の治療や予後について適切な判断ができない。患者の理解度をよく確認する。

抑うつ状態に陥っていない？

病気のことで抑うつ状態に陥っているときに話すと、症状を悪化させかねない。精神科医などのサポートを受けることを優先する。

医療行為への理解を深めたうえで、リビングウィルを作成する

聖路加国際病院の例。小冊子「私のリビングウィル」を用いて
終末期の医療行為について確認し、本人、家族、医療者が署名する。

**延命のための
医療行為の説明**

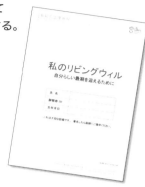

判断を要する医療行為の内容について、わかりやすい言葉と写真で説明。「胃瘻って何？　痛いの？」「二度と口から食べられなくなるの？」など、本人、家族の疑問を解決しておく。

**何度でも修正できることを
必ず伝えます**

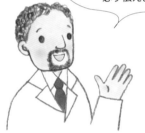

ひとつずつの行為について、望むか望まないかを記し、本人と同意者が署名。医療者は緩和ケアチームの誰でもよい。気持ちが変わったら書き直せるように、同じ用紙を複数枚つけているのも特徴。

**リビングウィルの
作成**

治療法が変わったときなど、節目ごとに思いを確認していく

ACPは、一度確認したからといって、それで終わりではありません。治療の節目ごとに、必要に応じて話し合いましょう。タイミングとしては、「ひとつの治療が効かなくなり、残された治療法がかぎられてきたとき」「がんが再発したとき」「容体の悪化で新たな医療行為が必要になりそうなとき」などです。

いまの状況を説明し、その理解度を確認したうえで、今後の治療や療養について話し合います。治療や療養に対する考えかたに変化が出てきた場合には、リビングウィルも新たに書き直します。

病状が進んで身のまわりのことができなくなりそうなときは、介護保険の申請も必要です。ソーシャルワーカーとも連携し、必要なタイミングで利用できるようにしておきます。

本人が望む環境で過ごせるようにサポートする

緩和ケアは、緩和ケア専門病棟や、専門外来だけでおこなわれるものではありません。
今後の過ごしかたについての患者の希望を尊重し、それぞれの場所で必要な支援をします。

緩和ケア外来などに通院しながら働く人、自宅で過ごす人も多い

近年では、治療を受けながら仕事や家事をこなすがん患者が増加しています。オンコロジーセンターなどで抗がん剤の点滴を受けながら、緩和ケア外来を受診する人も増えてきています。

緩和ケア外来の役割には、苦痛緩和のほか、スピリチュアルな苦悩への対応や病状の理解、治療についての話し合いなどがあり、どれも患者からの信頼なしには成り立ちません。

看護師は、患者や家族と早期から関係性をつくり、今後、病状が進行した際にどこで過ごしたいのかなどを話し合っていきます。

最期をどこで過ごしたいかも話し合い、環境を整えていく

内閣府の調査では、治癒困難な疾患にかかった場合、約55％の人が自宅で最期を過ごしたいと答えています。しかし実際には、がんで死亡した人のうち、自宅で亡くなった人は11％でした（ホスピス緩和ケア白書2018）。

患者が自宅より一般病棟を希望する要因には、訪問看護や24時間体制の在宅ケアの存在を知らず、家族への負担を心配していることなどがあげられます。医療者側は、緩和ケアや在宅医療サービスに関する患者の理解を促すとともに、患者にとって最適の選択ができるようサポートする必要があります。

苦痛をやわらげながら、自分らしく過ごせる場所が求められている

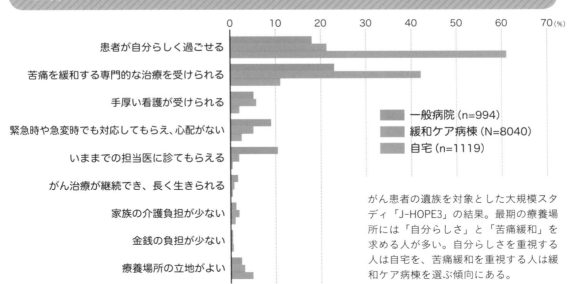

がん患者の遺族を対象とした大規模スタディ「J-HOPE3」の結果。最期の療養場所には「自分らしさ」と「苦痛緩和」を求める人が多い。自分らしさを重視する人は自宅を、苦痛緩和を重視する人は緩和ケア病棟を選ぶ傾向にある。

（『遺族によるホスピス・緩和ケアの質の評価に関する研究3』「遺族によるホスピス・緩和ケアの質の評価に関する研究」運営委員会編、2016、日本ホスピス・緩和ケア研究振興財団より作成）

療養環境ごとの特性を理解して、ケアを提供する

緩和ケアはどの環境でもおこなえる。それぞれの場所でどのようなケアやサービスが
受けられるかを伝えたうえで、患者にとって最適な場所を話し合う。

自宅で過ごす

外来に通いながら治療するほか、訪問診療も活用できる

外来で治療やケアを受けたり、訪問医、訪問看護師などのサポートを受けながら、住み慣れた場所で過ごせる。QOLの面ではもっとも満足度が高いという調査結果も。「やや満足」を含めると、96％の遺族が医療とケアに満足している。

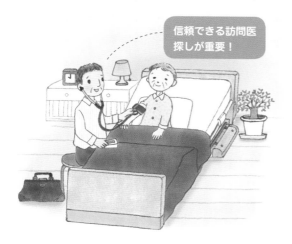

信頼できる訪問医
探しが重要！

緩和ケア・ホスピス病棟で過ごす

本人・家族の苦痛をやわらげる手厚いケアが受けられる

緩和ケア医や専門の看護師が手厚くケア。とくに痛みなどの症状が強いときに適する。
症状が緩和すれば退院し、また自宅で過ごす人も少なくない。聖路加国際病院では3人に1人程度が生存退院で、平均在院日数は25日前後。

緩和ケア、ホスピス病棟の現状

- ◆ 病棟数（全国）　　394病棟
- ◆ 平均在院日数　　32.2日
- ◆ 死亡退院率　　　83.9％

> 死亡退院は減少傾向。在院日数も減っている

（『ホスピス緩和ケア白書2018　がん対策基本法―これまでの10年 これからの10年』
志真泰夫・恒藤 暁・細川豊史・宮下光令・山崎章郎編、2018、青海社より引用）

一般病棟で過ごす

「在宅が希望だけれど、最期は病院で」という人も多い

「自宅にいたいが、急変時が心配」という人は、一般病棟に入院してケアを受けることもできる。主治医に継続的に診てもらえる安心感もある。最近では、がん診療連携拠点病院以外でも、緩和ケアチームを置く施設が増えている。

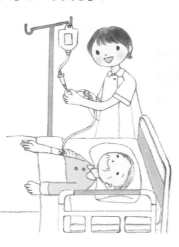

介護施設で過ごす

治療が必要なときは入院し、また施設に戻る方法も

住み慣れた介護施設で過ごしたいというニーズもある。日常的な治療とケアは訪問診療医や常勤医師・看護師が実施。必要に応じて病院で受診したり、入院したりしながら過ごす。看取りまでできるかどうかは施設ごとに異なる。

施設ではここをチェック！

- ☑ 必要な医療行為が受けられる？
- ☑ 「オピオイド使用者は受け入れ不可」などの制限はない？
- ☑ 看取りに対応できる体制ができている？

医師、看護師、薬剤師など、チーム全員でかかわる

緩和ケア科、緩和ケアチームが設けられている医療機関では、多職種でチームを構成し、ケアにあたります。一般病棟の場合も、複数の職種で目標を共有していくことが重要です。

それぞれの専門性をいかし、チームとしてサポートを

緩和ケアチームは多種多様な専門家からなる。たがいの専門性を尊重しながら連携し、患者と家族を支える。

医師（主治医／緩和ケア医／精神科医など）

▶ **治療と緩和の専門家として、医療の要に**
主治医が専門的治療を、緩和ケア医が症状緩和を担当し、つねに連携しながら進める。不安や抑うつが強いときには、精神科医や心療内科医にかかわってもらう。

リハビリ職（理学療法士、言語聴覚士など）

▶ **リハビリのほか、嚥下機能検査なども実施**
運動機能、日常動作機能、言語機能のリハビリや、嚥下機能検査などを担う。2010年からがん患者リハビリテーション料が認められ、より積極的に介入している。

介護職（介護福祉士、訪問介護員など）

▶ **在宅や介護施設での生活を支える**
在宅介護のケアプランは、ケアマネジャーが作成。日常生活の介護にあたる介護福祉士や訪問介護員には、看護師が疾患の説明をして経過を理解してもらう。

MSW（メディカル・ソーシャル・ワーカー）

▶ **社会福祉の専門職として、療養環境を調整**
病院に勤務する福祉専門職。患者と家族、遺族を対象に、経済的・心理的・社会的問題の解決と調整を援助する。意思決定プロセスにも介入し、心理的支援をおこなう。

看護師

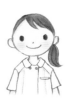

▶ **チームのコーディネーターとして活躍**
患者のそばにいて日常生活全般を支える立場から、全人的なアセスメントができる。多職種連携の調整役としても活躍。精神的ケアを専門とするリエゾンナースも重要なメンバー。

患者

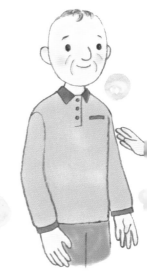

病状と治療内容を理解したうえで、これからの希望を考えていく、主体的な存在。緩和ケアチームのメンバーと協働して、よりよい療養生活を実現する。

ボランティア

▶ **傾聴ボランティアが、患者の話を聞くことも**
医療従事者でない〝普通の人〟の存在は、患者や家族の緊張をやわらげる。病棟の花の交換、配膳、院内散歩のつき添いなどのほか、患者の話の聞き役になることも。

カンファレンスで たがいの「気づき」を共有する

緩和ケアチームでは、ひとりひとりの患者について、意見交換のためのカンファレンスをおこないます。緩和ケア診療加算の基準でも、週1回程度の開催が求められています。

チームアプローチの意義は、高い専門性をもつメンバー間で、「患者にとって何がベストか」というケア目標を共有し、多様な問題に対応できること。医療者がひとりで問題をかかえ、行き詰まることを防ぐねらいもあります。介入の余地があると気づいた事象は、必ずカンファレンスの場で共有しましょう。

緩和ケアチームがない環境では、 まず話せる人に話してみる

一般病棟などで緩和ケアチームがない場合にも、問題をひとりで抱えず、他職種やほかの看護師と共有するようにします。

「この件について、15分でも話せませんか」と、先輩や周囲の誰かに声をかけてみましょう。小さな組織でも、必ずそれぞれ得意分野があり、人に話すことで思いがけない解決策が見つかることもあります。

〝患者が望む人生を支える〟という価値観を共有し、人的資源をフル稼働することによって、効果的なアプローチが可能となります。

薬剤師

▶ オピオイドの管理や服薬説明をおこなう

緩和ケア科の場合は病棟や外来に専任薬剤師がいて、薬の管理、患者への服薬指導などをおこなう。抗がん剤やオピオイドなどの使いかたについて、医師と意見交換することも。

栄養士

▶ 食べる喜びと機能を最期まで維持する

食欲低下や味覚障害、嚥下機能障害などに配慮しながら、食べたいものを少しでも食べ、精神的な満足を得られるよう配慮。食形態、メニュー、味つけなどを工夫する。

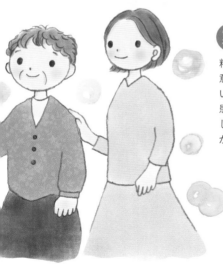

家族

精神的な支えであり、代理意思決定者になる場合が多い。家族以外の人も含め、患者の意思をもっとも理解している「キーパーソン」が誰かも把握しておく。

心理療法士

▶ 患者の不安や抑うつに対し、 心理療法を実施

心理検査でアセスメントをしたり、支持的精神療法、認知行動療法などを実施。乳がん治療中の患者のボディイメージ変容などに対しても、心理的にサポート。

音楽療法士

▶ 心の痛みの緩和、 リラクゼーションに貢献

病棟での音楽会などで楽しみを提供し、心身の症状緩和に貢献。専門的な音楽療法は認定音楽療法士が実施し、治療内容をカルテに記載することになっている。

チャプレン

▶ スピリチュアルペインをやわらげる

患者や施設の宗教色にかかわらず、人生の苦悩にかかわる相談相手として、必要性が高まっている。スピリチュアルペインへの対応に悩む医療者にも助言をする。

リフレクソロジスト／ アロマセラピスト

▶ マッサージなども、苦痛の緩和に役立つ

手足の反射区を刺激するリフレクソロジーや、アロマオイルを用いたマッサージ、香りのリラクゼーション効果などが注目されている。医療者と連携し、身体症状に配慮して実施。

家族に対しても、つらさを やわらげ支えるケアを

治癒困難な疾患にかかったときには、患者だけでなく、家族もつらい思いをします。
家族の不安軽減につながる心理的ケアをすることは、患者の心の安定にもつながります。

家族は「第二の患者」。不安や予期悲嘆でつらくなる

家族は身近な世話をするだけでなく、情緒的支え、経済的支えなどのさまざまな役割を担っています。さらに、この先に待ち受ける患者の死に対し、強い喪失感と悲しみを抱く「予期悲嘆」に陥ることもよくあります。このような家族の姿は、患者自身にとっても、見ていてとてもつらいものです。

家族のつらさは病気の診断時点から始まっています。できるだけ早期から家族にかかわり、そのつらさを理解したうえで援助しましょう。がん患者と家族に関するメタ解析でも、早期介入の有効性が報告されています。

キーパーソンのサポーターは誰？ひとりで苦しまないよう援助する

患者の意思を理解し、支えとなる人をキーパーソンといいます。多くは夫、妻、子どもなどですが、友人や恋人、上司などの場合もあります。「あなたの思いをもっとも理解し、代弁してくれる人は誰ですか？」と患者に率直に尋ね、早期に把握しておきましょう。

キーパーソンのつらさやストレスに対しても、心理的ケアが必要。キーパーソンの支えとなるサポーターが誰かも、あらかじめ確認しておきます。支える人がいない場合には、MSW（メディカル・ソーシャル・ワーカー）などと連携し、具体的な支援を検討します。

患者のこと、生活のこと。多くの問題が家族にのしかかる

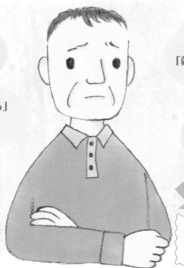

患者の問題
「大切な家族に先立たれる」
「苦しむ姿を見るのがつらい」
「どうしてあげればいいかわからない」

自分自身の問題
「仕事と看病で疲れきっている」
「不安が強く、眠れない」
「持病の診察にも行けない」

家庭の問題
「要介護の親のこともほうっておけない」
「就職したばかりの子どもに負担をかけたくない」

経済的な問題
「どのくらいの治療費がこの先かかるのか、見当もつかない」
「仕事を休みすぎて職を失うと、治療費も払えなくなる」

さまざまな問題を抱えた結果、心身の調子を崩す家族も少なくない。外来でかかわる段階から、顔色やようすに注意を払うようにする。つらい思いを聞くだけでなく、ソーシャルサポートの介入など、具体的な支援方法も検討。

体調が悪化したり、抑うつ状態に陥ることも!!

病棟の廊下や談話室で、さりげなく話しかけてサポートを

家族は、病に苦しむ患者のことを第一に考えています。自分たちの苦悩や負担を患者に悟られまいと、つねに笑顔で接し、つらい胸の内を語れずにいることもあります。家族の心理的ケアにあたっては、患者の前で話すことは避け、廊下でさりげなく話しかける、談話室に誘って話を聞くなどの配慮が必要です。

まずは「睡眠や食事がとれているか」を尋ね、心身の状態を崩していないか確認しましょう。そのうえで、つらい思いを聞き、気持ちが少しでも楽になるよう援助します。

なお、外来で緩和ケアをおこなう際には、家族の状況が見えにくい場合もあります。家族のようすを患者に尋ね、可能なら家族にも来てもらうよう促しましょう。

残される子どもにも寄り添い、少しでもいい記憶を残す

患者に小さな子どもがいる場合は、子どもの心に配慮した、より手厚いケアが必要です。

子どもは4歳程度から人の死を理解できるといわれています。父親、母親に重大な異変が生じていることも、多くの場合は理解しています。子どもを蚊帳（かや）の外に置くのではなく、患者を支える大切なチームの一員としてかかわり、支えることが大切です。

ただし、親の容体が著しく悪いときなどは、子どもが恐怖を感じ、病室に近寄りたがらないことも。見舞いに来たときには、病室で親と過ごすか、別の部屋で過ごすかを本人に尋ね、希望を尊重するようにしましょう。別の部屋で過ごすときにも、できるだけそばにいて、ひとりにさせないようにします。

子どもへのケアは、安心できる居場所づくりから

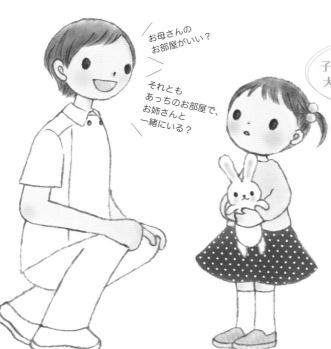

お母さんの お部屋がいい？

それとも あっちのお部屋で、お姉さんと 一緒にいる？

ここがポイント！

子どもの居場所をつくり、大事な一員として接する

病気の説明は、両親や祖父母に確認してから

どの場所で過ごすか自分で選択してもらう

どこで過ごすかを、本人に決めさせる。
病室で過ごすときには、「親子でアクセサリーをつくる」「ボードにメッセージを書く」などの提案で、残された時間がよりよいものになるようにする。

私たちの工夫

「チャイルドサポートチームが子どものケアにあたります」

聖路加国際病院では、チャイルド・ライフ・スペシャリストや、臨床心理士の資格をもつスタッフが、子どもの心理的支援にあたります。前者は医療環境にある子どもへの心理社会的支援を専門とする、アメリカの学会認定資格。親の病気でストレスを感じている子をサポートするほか、親子での遊びを通じて感情表出を促すことも、大切な役割です。

全人的苦痛を理解し、体と心のつらさをやわらげる

緩和ケア領域でもっとも重要なのが、ひとりひとりの患者を全人的に理解し、その苦痛を軽減すること。心の痛みや苦悩にも目を向け、つらさに寄り添う姿勢が求められます。

治癒困難な疾患は、全人的苦痛をもたらす

人の苦しみは身体的なものだけではない。精神的痛み、社会的痛み、スピリチュアルペインが相互に影響し、その総体として全人的な苦痛が生じる。

身体的苦痛

◆ **痛み**（がん疼痛、治療による痛みなど）
◆ **そのほかの身体症状**
（呼吸困難感、倦怠感、浮腫など）
◆ **ADL**（日常生活動作）**の低下** など

あらゆる不快な生理的体験をさす。がん患者に多い侵害受容性疼痛のほか、がん治療による副作用も含む。呼吸困難や悪心・嘔吐、腹水などにも苦しむ。

社会的苦痛

◆ **経済的問題**
◆ **家庭内の問題**
（家庭環境、家族機能の変化など）
◆ **人間関係**
◆ **仕事上の問題** など

がん患者ではとくに働き盛りの世代も多く、仕事や家庭への影響が大きい。収入低下と医療費増大に不安を感じる人は、がん患者の4割近くに上る。

精神的苦痛

◆ **不安** ◆ **孤独感**
◆ **抑うつ** ◆ **怒り**
◆ **イライラ** ◆ **悲しみ** など

身体機能とコントロール感の喪失、死の恐怖などにより、苦痛が増す。進行がん患者の半数以上に精神的問題が見られ、多くは不安と抑うつが共存している。

スピリチュアルペイン

◆ **人生の意味への問い**
◆ **苦しみの意味についての葛藤**
◆ **価値観、死生観の変化**
◆ **罪の意識** など

近代ホスピスの創始者 C.ソンダースが提唱した概念。死を前にしたときの、人間の根源的な叫びであり、人生への絶望、後悔、死後の世界への問いなどを含む。

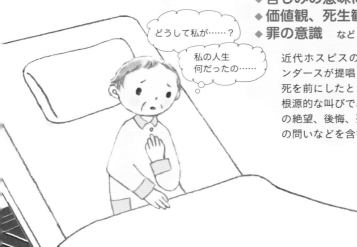

どうして私が……？

私の人生何だったの……

治癒困難な疾患では、痛みや息苦しさなど多くの症状が出る

がん終末期では、患者の2/3以上の主訴が痛みであり、その大部分が複数の痛みを訴えています。痛みの原因はさまざまですが、約7割ががん病巣によるものです。

がん疼痛には、がん周囲組織の炎症や感染による「侵害受容性疼痛」と、腫瘍の圧迫や浸潤が神経を刺激して生じる「神経障害性疼痛」があります。前者は鈍痛、後者はビリビリとしびれるような痛みです。

がん以外の疾患でも、病状の進行により、身体的苦痛が現れます。心不全（→P106）やCOPD（→P118）の患者は慢性的な呼吸困難や疲労感に苦しみます。認知症患者では、痛みを訴えられないというつらさもあります。

不安や抑うつ、孤独感は体の苦痛も強くする

痛みはそれぞれ独立したものではなく、相互に影響し合っています。

とくに不安や抑うつ、孤独感などの心のつらさは、身体的な痛みの閾値を下げ、苦痛を強めます。不眠に悩まされるほか、息苦しさや胸の圧迫感、頭痛など、不快な身体症状として現れることもあります。

身体的苦痛による精神症状の悪化にも、注意が必要です。不快な症状や体の痛みを適切にコントロールし、精神症状を緩和することが重要です。

これまで信じていた人生の価値や意味も揺らいでしまう

身体的苦痛や精神的苦痛のほかに、社会的な痛みも見逃せません。治療生活にかかるお金のこと、仕事のこと、そして残される家族の問題。多くの問題が患者を悩ませ、身体的苦痛や精神的苦痛を強めます。

さらに重要なのが、スピリチュアルペインです。診断直後に感じる「なぜ自分が」という怒り、悲しみに始まり、人生の意味への問いに苦しみます。これまでの価値観、死生観も大きく揺らぎます。

患者にとってもっとも身近な医療者である看護師には、つねに4つの側面から患者の苦痛を理解し、支えることが求められます。

Good Death（望ましい最期）ではスピリチュアリティが重視される

多くの人に共通していること

◆ **苦痛がない**
◆ **望んだ場所で過ごす**
◆ 希望や楽しみがある
◆ 医師や看護師を信頼できる
◆ 負担にならない
◆ 家族や友人といい関係でいる
◆ 自立している
◆ **落ち着いた環境で過ごす**
◆ 人として大切にされる
◆ 人生を全うしたと感じる

> ここがポイント！
> スピリチュアルな内容が多い

人によって重要さが異なること

◆ **できるだけの治療を受ける**
◆ **自然な形で過ごす**
◆ 伝えたいことを伝えておける
◆ 先々のことを自分で決められる
◆ **病気や死を意識しない**
◆ 他人に弱った姿を見せない
◆ 価値を感じている
◆ 信仰に支えられている

日本人の患者と遺族を対象にした研究によると、望ましい最期は18の領域から成り立つ。80％以上の人が重視したのが、左の10項目。「希望や楽しみがある」「人として大切にされる」など、スピリチュアルな内容が多かった。

（「Good death in cancer care : a nationwide quantitative study.」Miyashita M et al., Annals of Oncology vol.18（6）：1090-1097, 2007より引用）

生きる価値にかかわる つらさに寄り添う

疾病から生じる苦痛のなかでも、緩和ケア領域でとくに重視すべきなのが、スピリチュアルな苦悩です。傾聴や共感を通じて、価値ある人生を送れたと思えるように支援していきます。

人は生理的欲求だけでは生きられない

人の欲求を理論化した「マズローの欲求5段階説」では、人は、食物や安全などの「生理的欲求」が満たされると、さらに高次の欲求を抱くとされています。高次の欲求とは、愛情や友情などの「社会的帰属の欲求」、尊敬や自尊心などの「承認欲求」、創造性や独自性といった「自己実現欲求」など。これらは社会的生物である人間の、根源的な欲求です。

こうした根源的な欲求が満たされない苦痛が、スピリチュアルペインです。

精神的苦痛との最大の違いは、感情の痛みではなく、〝理性の痛み〟であるという点。治癒困難な疾患によって、将来に希望がなくなり、生きる意味がないと感じると、スピリチュアルな苦痛に苛まれます。

〝ともにいる〟だけでもスピリチュアルな支えになれる

スピリチュアルペインは、患者自らが心に問うものであり、乗り越えていくものです。

しかし、人としての苦悩を乗り越えるには、支えがいります。そこで重要なのが、〝ただ、ともにいる〟姿勢です。直接的なサポートはできなくても、そのつらさにただ寄り添うことが、患者にとっての支えとなります。

日々のケアのなかでようすを見ながら、「私でよければ、話を聞かせてもらえませんか」と、さりげなく声をかけてみましょう。

重要なのは、本人が話したいタイミングで話せること。すぐに話してくれなくても、「話したくなったら、いつでも聞きます」というメッセージで、「支えになりたい」という思いを伝えます。

スピリチュアリティとは、人として生きるうえでの支え

スピリチュアリティには、宗教的信仰も含まれるが、それは一側面にすぎない。
「愛し、愛されたい」「誇りをもって生きたい」という、人として根源的な欲求であり、人生の支え、価値基準となるすべてをさす。

愛　赦し

信仰　人として生きる喜び　自信

目的　自立

意味　誇り　自律

乗り越えるのは患者自身。でも、"ともにいる"ことはできる

無理に聞くことはせず、相手のそのときどきの心情、コミュニケーションスタイルを
尊重しながら話を聞くようにする。

生きる意味への問い
「ただ生きながらえて
過ごしてるだけ。
生きてても意味がない」

自律性の障害
「私が私でなくなっていく
気がして……」

苦痛・苦悩の意味への問い
「私が罪深い人間だから、
きっとこうなったんです」

人生の否定＆後悔
「家族ともっといい関係で
過ごせていたら……」

罪責感
「これ以上人に
迷惑をかけるなんて、
許されない」

孤独＆愛情欲求
「自分が死んでも、
悲しんでくれる人が
いるでもなし……」

死と死後への思い
「死んだ後ってどうなるん
でしょうね……？」

私でよければお話
聞かせてください。少しでも
支えになれたら……

それほどつらい思いで
いらっしゃるんですね

年齢も人生経験も異なる患者のスピリチュアルペ
インを、自分が解決できるとは考えないように。
「私でよければ聞かせてほしい」「あなたのつらさ
を少しでも理解したい」という真摯な姿勢でかか
わり、ともにいることが、結果的に支えとなる。

**患者が有用と感じた
スピリチュアルケアは？**

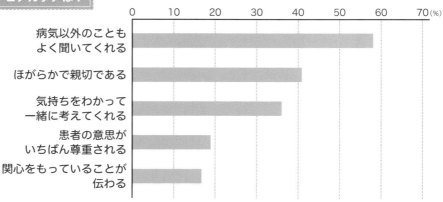

終末期がん患者を対
象に、医師や看護師
のどのようなケアが
有用だったか調べた
調査。「病気以外のこ
ともよく聞いてくれ
る」がトップで、とも
にいて、さまざまな
話に耳を傾けること
の重要性が示された。

（「がん患者が望む「スピリチュアルケア」―89名のインタビュー調査」
森田達也ほか，精神医学 vol.52（11）：1057-1072, 2010 より引用）

「教えてほしい」という姿勢で思いを受け止める

生きるうえでのつらさに寄り添うことは、簡単ではありません。相手のつらさを表面上で理解せず、「あなたの思いやつらさを、私に教えてほしい」と率直に伝え、真摯にかかわることが重要です。

患者を全人的に支える「スピリチュアルコミュニケーション」

治癒困難な病気と診断されると、そのときから患者はスピリチュアルペインを抱えやすくなります。このため看護師は、日常的なかかわりのなかで、相手のつらさに寄り添い、ケアしていく必要があります。それが、スピリチュアルコミュニケーションです。

スピリチュアルコミュニケーションで重要なのは、1対1の人間として、相手と〝ともにいる〟こと。そして、率直に、誠実にかかわり、思いを傾聴しようとする態度です。

それだけで、相手の心に何かが伝わり、自己肯定感をとり戻したり、生きる意味を前向きに捉えられるようになることも。積極的なアドバイスはせず、「受容」「共感」「傾聴」を念頭に置いてかかわっていきましょう。

自分の限界を知ったうえで率直に、誠実にかかわる

看護師は、患者や家族のつらさをそのまま経験できるわけではありません。たとえ同じような体験をしていても、感情は人それぞれ異なります。「すべてを理解することはできない」という限界を心得ることも大切。「あなたの思いやつらさについて、私に教えてほしい」という姿勢でかかわりましょう。

たとえば、「もう生きている意味がない」という患者には、「どうしてそれほどつらいのか、私に教えてください」と、率直に尋ねます。気持ちを理解し、共有しようとすることから、会話のキャッチボールが始まります。

そんな経過をたどるうちに、かたくなだった心がほぐれることも。家族との関係が改善し、おだやかに看取られていく例もあります。

安易な励ましはしない。現状をふまえた声がけを

元気づけたいという思いで発した言葉が、かえって相手を傷つけることもあるので注意。

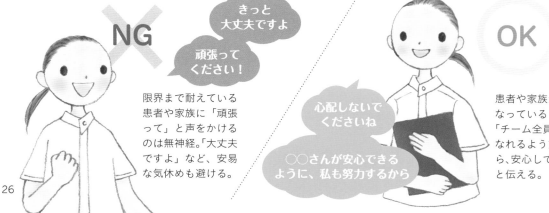

NG

きっと大丈夫ですよ

頑張ってください！

限界まで耐えている患者や家族に「頑張って」と声をかけるのは無神経。「大丈夫ですよ」など、安易な気休めも避ける。

OK

心配しないでくださいね

○○さんが安心できるように、私も努力するから

患者や家族が不安になっているときは、「チーム全員で、力になれるよう支えるから、安心してほしい」と伝える。

スピリチュアルコミュニケーションの3原則を理解する

スピリチュアルコミュニケーションの原則と流れは、下図のとおり。
礼儀正しさやマナーなど、看護師としての基本姿勢ももちろん大事。

I 傾聴

積極的傾聴で、気がかりなこと、つらい思いを言葉にしてもらう

傾聴とは、自分の考えをさしはさまず、相手の話に耳を傾けること。しっかりうなずきながら聞き、顔色や声の調子、表情から気持ちを察する。必要に応じて質問を交える「積極的傾聴」が望ましい。
病気にかぎらず、その人の人生にかかわる幅広い内容から、気になることを話してもらう。

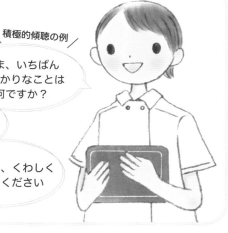

積極的傾聴の例

いま、いちばん気がかりなことは何ですか？

お気持ちはどうですか？

よかったら、くわしく聞かせてください

II 共感

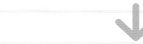

共感を伝える言葉の例

そんなふうにいわれたら、悲しくなりますよね

それはくやしかったでしょうね

そう思いたくもなりますよね

同じ気持ちになれなくてもいい。相手のつらさに思いを寄せる

敬意をもって話を聞き、相手の立場で考える。「それはつらかったですね」「悲しくなりますよね」と、共感することが大事。ただし、相手の言葉をくり返すだけの"上っ面なオウム返し"にならないよう注意。わかったつもりにならず、気持ちを共有しようとする姿勢で。

III 感情への対応

悲しみ、怒り、くやしさ。その表出を受け止める

つらい思いを話すうちに、感情表出が促されることも。涙を流すことも少なくない。このようなときは、相手の感情をそのまま受け止め、かたわらで寄り添う。相手によっては、肩にふれる、手を握るなどして、積極的な受容・共感を示すのもいい。

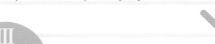

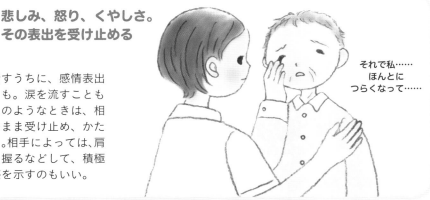

それで私……ほんとにつらくなって……

本人の現状認識を確認しておくことも大切

緩和ケアでは、病状悪化などの「バッドニュース」を伝えなくてはならない場面があります。
心情への配慮とともに、現状を正しく把握できているか、そのつど確認することが大切です。

バッドニュースを伝えなくてはならないこともある

緩和ケアの介入時には、すでに病名、病期の診断や、IC（インフォームド・コンセント）が済んでいるのが一般的です。しかしその後も、病状悪化などのバッドニュースを伝える機会が何度もあります。看護師はできるだけ主治医との面談に立ち会ったり、面談後に声をかけるなどしてサポートします。

バッドニュースを伝えられた患者の多くは、悲しみ、怒りなどの感情を抱きます。P26のスピリチュアルコミュニケーションを前提に、思いに寄り添うことを心がけてください。場合によっては、悲しむ患者の背中をそっとさすったり、涙を拭うティッシュを差し出してあげるなどのかかわりも必要です。

バッドニュースを伝えるときは、心理的配慮を十分に

重要事項は医師が伝達するが、看護師も、適切な伝えかたを理解しておきたい。
自己管理が重要な非がんの疾患では、前向きな面を強調することも大切。

SPIKES

バッドニュースの伝達方法で、とくに重要とされるポイント。頭文字をとって SPIKES と名づけられた。

Setting
… 面談の設定 …

プライバシーが守られる場所で話す
同席者の確認や十分な時間の確保のほか、落ち着いて座り、目線を交わして話せる環境を準備。

Perception
… 病状認識の確認 …

オープンクエスチョンで尋ねる
「Yes」「No」で答えられる質問は避け、何をどう理解しているか具体的に尋ね、現状を把握する。

Invitation
… 知りたい気持ちの確認 …

"知る" ことを無理強いしない
病状を正確に知りたいかどうかを率直に尋ねる。必要なら時間をおいて説明することを伝える。

Knowledge
… 情報の共有 …

専門用語は避けて、わかりやすく
「本当に残念なのですが」などの前置きで心がまえをつくる。患者の理解を確認しながら説明を。

Empathy
… 共感 …

スピリチュアルコミュニケーションで対応
相手の気持ちをそのまま受け止め、共感を示す。落ち着くまで、沈黙して待つ姿勢も大事。

Summary & Strategy
… 要約と今後の計画 …

これからの安心を保証する
緩和ケアチームが力になることを保証。どこでどう療養するかなどの具体的な相談もおこなう。

（「SPIKES—a six-step protocol for delivering bad news：application to the patient with cancer.」W F Baile et al., Oncologist vol.5（4）：302-311, 2000 より作成）

進行後、治療方針が変わったときも本人、家族の理解度を確かめる

バッドニュースを聞くときは、感情的になりやすく、話の内容を十分理解できないものです。面談後や翌日以降に声をかけるなどして、本人、家族が内容をどの程度理解できているかを、随時確認しましょう。治療方針が大きく変わったときも同じです。理解度を確認しながら、本人、家族の希望を尊重したケアプランとなるよう、調整していきます。

なお、現在では多くの患者が「病名を自分でも知りたい、理解したい」という考えをもっています。しかしなかには、「本人に病名を知らせたくない」という家族も。その場合は「なぜ知らせたくないのか」という理由をていねいに聞きます。患者本人が知りたがっている場合には、家族にそのことを伝え、双方の思いを尊重しながら調整をはかります。

診察の後など、折にふれて現状理解のサポートを

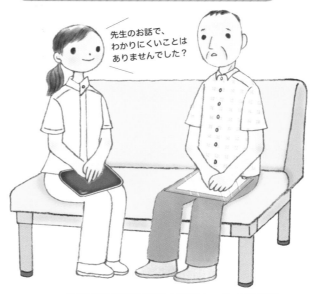

先生のお話で、わかりにくいことはありませんでした？

医師の説明で不明な点はなかったかを聞き、事態を悪く捉えすぎていないか、抑うつなどの問題が生じていないかなども見る。

SHARE

がん患者に悪い知らせを伝える際に重要とされる4つの指針。看護師もこれを念頭に置いてサポートをおこなう。

Supportive environment
… 支持的な環境設定 …

- ◆ 十分な時間を確保する
- ◆ プライバシーが保たれた、落ち着いた環境を設定する
- ◆ 面談が中断しないように配慮する
- ◆ 家族の同席を勧める

How to deliver the bad news
… バッドニュースの伝えかた …

- ◆ 正直に、わかりやすく、ていねいに伝える
- ◆ 患者の納得が得られるように説明する
- ◆ はっきりと伝えるが、「がん」という言葉をくり返し用いない
- ◆ 言葉は注意深く選択し、適切に婉曲的な表現を用いる
- ◆ 質問を促し、その質問に答える

Additional information
… 付加的な情報提供 …

- ◆ 今後の治療方針を話し合う
- ◆ 患者個人の日常生活への病気の影響について話し合う
- ◆ 患者が相談や気がかりを話すよう促す
- ◆ 患者の希望があれば、代替療法やセカンドオピニオン、余命などの話題をとり上げる

Reassurance and Emotional support
… 安心感と情緒的サポートの提供 …

- ◆ やさしさと思いやりを示す
- ◆ 患者に感情表出を促し、患者が感情を表出したら受け止める
- ◆ 家族に対しても、患者同様に配慮する
- ◆ 患者の希望を維持する
- ◆ 「いっしょにとり組みましょうね」と言葉をかける

（「Good communication with patients receiving bad news about cancer in Japan.」 Fujimori M et al., Psycho-Oncology vol.14 (12)：1043-1051, 2005 ／「Preferences of cancer patients regarding the disclosure of bad news.」 Fujimori M, Psycho-Oncology vol.16 (6)：573-581, 2007

希望をできるだけかなえる ケアプランを考える

緩和ケアでは、苦痛をとり除き、QOL を高めることが何より優先されます。ひとりひとりの苦痛の性質と、どう過ごしたいかという思いを理解し、希望に沿ったケアプランを考えていきます。

その人らしく暮らせるように、ケアプランの調整を

がん・非がんともに見られる諸症状への対処。患者の苦痛緩和が最大の目標。

治療的ケア

痛みのケア

➡ 生活に支障が出たり、睡眠の妨げになっていない？

痛みが強い状態では、望む生活を送ることができない。「どのタイミングでどの程度の痛みが出るか」「睡眠に支障はないか」などを把握し、薬で改善していく。

呼吸器症状のケア

➡ 「呼吸困難＝酸素療法」ではなく、その人にとっての快適さを大切に

SpO_2（経皮的酸素飽和度）を基準に、一律に考えない。苦痛が強く、本人が望む場合に酸素療法を検討。マスクやカニュラの不快感をなくす工夫もおこなう。

消化器症状のケア

➡ 便秘への対処法は介護者の負担も考慮して

薬の副作用や活動量の低下など、原因は多様。ひとりひとりの原因に応じた対処を。慢性的な便秘は、本人の希望だけでなく介護環境も加味して、摘便などの対策を検討。

倦怠感のケア

➡ 1 日のうち、少しでも楽に過ごせる時間をつくる

薬物療法やケアだけで、倦怠感を完全になくすことは困難。睡眠中だけでも楽に過ごせるよう調整したり、緊急度の低いケアは控えるなど、負担を減らす工夫と配慮を。

浮腫のケア

➡ 服や下着も含めて、苦痛を減らすこまやかなアドバイスを

薬物療法や下肢の挙上、スキンケアなどの一般的対処法に加え、体をしめつけない衣類の選びかたを家族に伝えるなど、QOL を重視したこまやかなアドバイスも重要。

その他の症状のケア

➡ かゆみなど、不快感をともなう症状も、極力とり除く

進行にともない、「かゆみ」「吃逆（しゃっくり）」「潰瘍による滲出液・悪臭」など、多くの不快症状が出る。本人にとっての不快感を軽視せず、改善方法をチーム全体で考える。

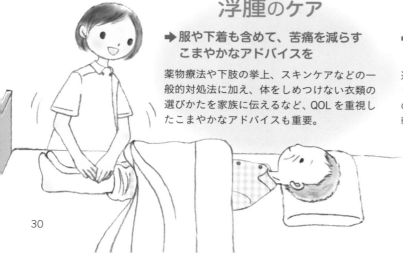

安楽に過ごせているか、つねにモニタリングと見直しを

緩和ケアでの看護も、一般病棟同様、基本の看護技術から成り立っています。ただし緩和ケアではそれに加え、ひとりひとりの生活スタイルと希望を重視し、「いかに QOL を高めるか」という創意工夫が求められます。

症状がその人の生活の妨げとなっていないか、つねに気を配り、薬剤投与のタイミングなども含めてケアプランを調整。できるかぎり快適な生活ができるよう努めます。

毎日のケア内容を家族にも共有してもらう

緩和ケア病棟では通常、一般病棟のような積極的治療はおこないません。そのため、「もっとできることがあるのでは」と不安を訴える家族もいます。緩和ケアならではの個別性の高いケア内容を、家族にも理解してもらいましょう。ケア内容を連絡帳やホワイトボードに記しておくことも、伝える工夫のひとつ。"家族の差し入れをおいしそうに食べていた"など、ケア以外の普段のようすも共有します。

日常生活の援助

食事のケア

➡ 嚥下（えんげ）機能に配慮しながら食べたいものを食べてもらう

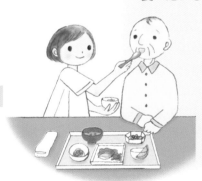

病状の進行後は、栄養バランスより、"少しでも食べられる" ことが重要。嚥下機能に配慮しながら、本人が好むものを食べてもらう。体力低下を心配する家族には、少ないエネルギー量でも大丈夫と説明し、安心を促す。

排泄のケア

➡ 本人の希望を尊重し、自尊心を損なわない配慮を

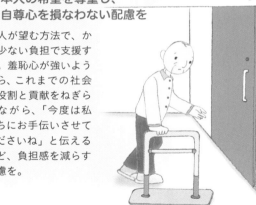

本人が望む方法で、かつ少ない負担で支援する。差恥心が強いようなら、これまでの社会的役割と貢献をねぎらいながら、「今度は私たちにお手伝いさせてくださいね」と伝えるなど、負担感を減らす配慮を。

清潔のケア

➡ マニュアル的におこなわず体調や気分に配慮して

お着替えは明日にしましょうか？

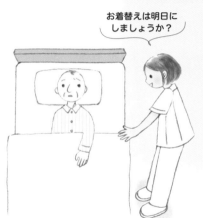

清拭や入浴、シャンプーなどの清潔ケアをマニュアル的におこなうと、患者の負担になることも。人手を増やして時間を短縮したり、部位別に日を分けてケアするなどして、患者の負担軽減と、心地よさを優先する。

活動・休息のケア

➡ 楽しみに感じられる時間をつくることも大事

音楽会、楽しみですね！

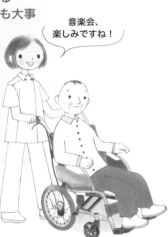

外気や日光を浴びる散歩などの活動は、心身にいい影響をおよぼす。また、病床を離れて気分転換をはかることで、不安や孤独感が軽減され、痛みの緩和や安眠にもつながる。本人が好むものを把握し、療養生活にとり入れる。

亡くなるその日まで、願いや希望を支えるケアを

容体が悪化し、余命が週単位、日にち単位になっても、"その人らしい人生"への支援は可能。
家族とともに最期を看取り、これまでの人生を称え、ねぎらうことも、看護師の重要な役割です。

月単位、週単位、日にち単位で容体が変化していく

看護師が患者とかかわれるのは、その人の人生のごく一部。けれども緩和ケアの看護師は、診断後早期の積極的治療の段階から、週単位、日にち単位へと変化していく重要な時期を、患者や家族とともに過ごします。そして最期の看取りの瞬間まで、患者の全人的な苦しみをやわらげるという重要な役割を担っています。目の前にいる患者は死に向かっているのではなく、いまの瞬間を生き続けています。その時間がよりよいものとなるよう、最善を尽くしてください。

もしかしたら、目の前の患者は、明日にはケアができなくなってしまうかもしれません。いまできることに集中し、患者のケアに最善を尽くす姿勢が求められます。

大事なことを、最期まで大事に。人生を肯定して最期を看取る

患者に何らかの心残りがないかも、つねに気を配ります。たとえば、「娘の結婚式にはどうしても出たい」という場合。式の日取りを調整したり、病室で式を挙げてもらうなど、願いをかなえる方法を家族を含めて考えます。「食べたいものを食べる」「好きな活動をする」などの希望も、最期までかなえられるよう、チーム全員で検討します。聖路加国際病院の緩和ケア病棟では、お酒も禁止していません。好きなお酒とつまみをほんの少し口にするだけでも、深い満足感を味わえます。

家族が喪失感を乗り越えるためのビリーブメントケア（→P166）も、看護師の大事な役目。家族を十分にねぎらい、メモリアルレターの送付、遺族会などをおこないます。

遺族の心をケアすることも、緩和ケアの役割

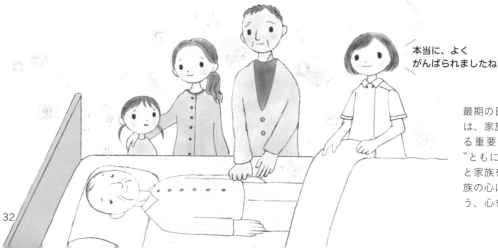

本当に、よくがんばられましたね

最期の日々と看取りの瞬間は、家族の記憶に残り続ける重要な時間。最期まで"ともにいる"姿勢で、患者と家族を支える。そして、家族の心に後悔が残らないよう、心を込めてねぎらう。

診断時から始めて、治療と暮らしを支える
がん患者の緩和ケア

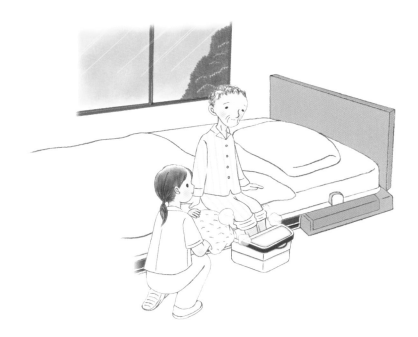

がん患者への緩和ケアは治療中から始め、

痛みを確実にコントロール。治療の副作用にも対処していきます。

そして進行期に見られる食欲低下、倦怠感などの症状も、

薬物療法と日々のケアで改善をめざします。

パフォーマンス・ステータスで現状を把握する

がん患者への緩和ケアではまず、身体機能の低下や症状が、生活にどのくらい影響しているかを確認します。そのうえで、個別の症状をアセスメントし、具体的なケアプランを考えます。

がんが進行すると全身の機能が急激に低下する

心不全などの臓器不全は、急性憎悪をくり返しながら徐々に進行していきます。どの時点での急性増悪が致死的となるかは、予測が困難です。一方、がんの場合は、ある程度の身体機能が保たれた状態が続き、その後急激に悪化。そして、死期が近づいてきます。がん種別による差はありますが、今後の経過を予測しやすい疾患ともいえます。

進行後に起きる代表的な症状としては、「痛み」「食欲低下」「消化器症状」「倦怠感」「呼吸困難」などがあげられます。痛みには、がんそのものによる痛みのほか、治療による痛み、併存疾患などによる痛みもあります。いずれも QOL 低下に直結するため、十分にコントロールする必要があります。

がん患者の緩和ケアでは、このような経過の予測、起こりえる症状を念頭に置き、ケアを進めます。

がん特有の進行と、がん種別の生存率を理解する

がん特有の進行を本人・家族とも共有したうえで、ひとりひとりのケアプランにつなげる。

5年生存率

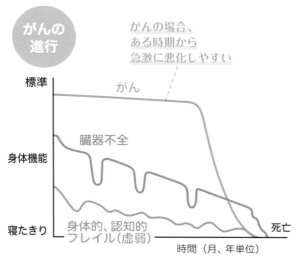

がんの進行

がんの場合、ある時期から急激に悪化しやすい

標準 ／ がん ／ 臓器不全 ／ 身体機能 ／ 寝たきり ／ 身体的、認知的フレイル（虚弱） ／ 死亡 ／ 時間（月、年単位）

がん患者の身体機能は、一定の状態で保たれたのち、急激に悪化する傾向がある。臓器不全のような急性増悪のくり返しも認められない。

（『トワイクロス先生の緩和ケア—QOL を高める症状マネジメントとエンドオブライフ・ケア』武田文和・的場元弘監訳、医学書院、2018 より引用）

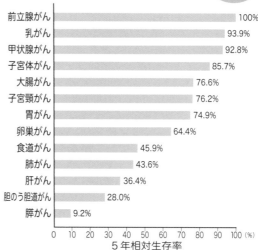

がん種別	5年相対生存率
前立腺がん	100%
乳がん	93.9%
甲状腺がん	92.8%
子宮体がん	85.7%
大腸がん	76.6%
子宮頸がん	76.2%
胃がん	74.9%
卵巣がん	64.4%
食道がん	45.9%
肺がん	43.6%
肝がん	36.4%
胆のう胆道がん	28.0%
膵がん	9.2%

5年相対生存率

高い確率で完治・寛解するがんもあれば、進行後に見つかることが多く、治癒率の低いがんもある。部位別の特性を理解しておきたい。

（「全がん協生存率調査 部位別・施設別生存率（2008～2010 年症例）」全国がんセンター協議会、2019 より作成）

パフォーマンス・ステータスは生命予後とも相関している

がんの進行とともに、身体機能は低下し、ADL（日常生活動作）が障害されていきます。

適切なケアを提供するには、まず現在の身体的活動性を、PS（パフォーマンス・ステータス）で評価します。代表的なPSにはECOG-PSやKPS、PPSがあり、どれも生命予後との相関が示されています。

下図のECOG-PSは、5段階で簡単に評価でき、治療効果との相関も認められています。がん領域ではもっとも多く使われるスケールです。

一方、KPSやPPSは10段階分類で、終末期の日常活動性をよりこまかく評価できるので、進行後の緩和ケアで使われています。

いまの病気や主訴、全身状態をまずチェック

個別の症状をアセスメントする前に、まず現状の病状、生活の基本情報、PSを確認しておく。

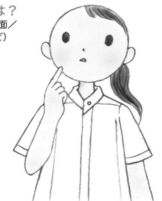

1 がんの種類＆病期は？（進行状況）

2 主訴は？

3 現病歴＆既往歴は？

4 困っていることは？（身体面／精神面／生活面／経済面／認知機能など）

5 生活情報は？（自宅療養中／入院中／施設入所中）

6 職業歴＆生活歴は？

7 ADLは？

8 緩和ケア病棟（科）に求めていることは？

9 病気、病状、予後に対する理解度は？

10 家族構成は？（キーパーソン）

11 プロフィールは？（人となり）

基本情報は？

がん患者へのケアでは、初回面接の段階から、これらの基本情報を確認。どのような生活状況で、病気にまつわる困難を抱えているかを明確にする。
病状を正しく理解できているか確認しながら、今後のケアに望むことも聞いていく。

全身状態は？（ECOG-PS）

スコア	定　　　義
0	まったく問題なく活動できる 発病前と同じ日常生活が制限なくおこなえる
1	肉体的にはげしい活動は制限されるが、歩行可能で、軽作業や座っての作業はおこなうことができる　例：軽い家事、事務作業
2	歩行可能で、自分の身のまわりのことはすべて可能だが、作業はできない 日中の50%以上はベッド外で過ごす
3	かぎられた自分の身のまわりのことしかできない。日中の50%以上をベッドか椅子で過ごす
4	まったく動けない 自分の身のまわりのことはまったくできない 完全にベッドか椅子で過ごす

（「Toxicity and response criteria of the Eastern Cooperative Oncology Group.」Oken MM, et al. American Journal Clinical Oncology vol.5：649-655, 1982 より引用）

身体機能の低下や症状が、現在の生活にどの程度影響しているかわかる。本人が望む生活のために必要な介助内容、ケアを考えるために役立てる。

質問紙票も使って
心と体のつらさを評価する

がん患者が抱えるつらさは、ひとりひとり異なる主観的なもの。自己評価用スケールを使って、
何がどのくらいつらいか、生活に支障をきたしているかを把握するようにします。

痛みや倦怠感などの症状を
ひとつひとつチェックしていく

がんの症状は幅広く、ひとつひとつを適切にアセスメントしなくてはなりません。介入時には、面接でのやりとりだけでなく、質問紙票による自己評価も必要です。

その結果をもとに、各症状への対処をチームで検討します。どの症状も、薬物治療だけでは十分に改善できません。身体症状緩和に役立つ日常のケア、心理的症状の改善につながるかかわりかたを考え、具体的なケアプランに落とし込んでいきます。

主観的な訴えをもとにアセスメントをおこなう

エドモントン症状評価システム改訂版
日本語版（ESAS-r-J）
Edmonton Symptom Assessment System revised.
(Japanese version) (ESAS-r-J)

あなたは、今、どのように感じていますか。最もよくあてはまる数字に〇を付けて下さい。

痛　み（なし）	0	1	2	3	4	5	6	7	8	9	10（最もひどい）
だるさ（元気が出ないこと）（なし）	0	1	2	3	4	5	6	7	8	9	10（最もひどい）
眠　気（うとうとする感じ）（なし）	0	1	2	3	4	5	6	7	8	9	10（最もひどい）
吐き気（なし）	0	1	2	3	4	5	6	7	8	9	10（最もひどい）
食欲不振（なし）	0	1	2	3	4	5	6	7	8	9	10（最もひどい）
息苦しさ（なし）	0	1	2	3	4	5	6	7	8	9	10（最もひどい）
気分の落ち込み（悲しい気持ち）（なし）	0	1	2	3	4	5	6	7	8	9	10（最もひどい）
不　安（心配で落ち着かない）（なし）	0	1	2	3	4	5	6	7	8	9	10（最もひどい）
［　　　］他の症状(例:便秘など)（なし）	0	1	2	3	4	5	6	7	8	9	10（最もひどい）
全体的な調子（全体的にどう感じるか）（最もよい）	0	1	2	3	4	5	6	7	8	9	10（最も悪い）

患者名 ＿＿＿＿＿＿＿

日付 ＿＿＿＿＿ 時間 ＿＿＿＿＿

記入した人（チェックを一つ入れて下さい）
□ 患者さんご自身が記入
□ ご家族
□ 医療従事者
□ ご家族・医療従事者が手伝い、患者さんが記入
裏面にからだの図があります。

図の中で痛みのあるところに印を付けて下さい。

右　　　　右

（「Validation of the Japanese Version of the Edmonton Symptom Assessment System-Revised.」
Yokomichi N, et al., Journal of Pain & Symptom Management vol.50（5）：718-723，2015 より引用）

主観的症状を包括的に評価するスケールとしては、ESAS-r-J が代表的。聖路加国際病院では、痛みの部位を記す図版と組み合わせ、１枚の用紙として活用。

キーパーソンの協力を得て、代理評価でアセスメントすることも

患者本人による評価が
むずかしいときに
使います

STAS 日本語版

1．痛みのコントロール：痛みが患者に及ぼす影響

0＝なし

1＝時折の、または断続的な単一の痛みで、患者が今以上の治療を必要としない痛みである。

2＝中程度の痛み。時に調子の悪い日もある。痛みのため、病状からみると可能なはずの日常生活動作に支障をきたす。

3＝しばしばひどい痛みがある。痛みによって日常生活動作や物事への集中力に著しく支障をきたす。

4＝持続的な耐えられない激しい痛み。他のことを考えることができない。

2．症状が患者に及ぼす影響：痛み以外の症状が患者に及ぼす影響

症状名
（　　　　　　　　　　　　　　　　　　　　　　　）

0＝なし

1＝時折の、または断続的な単一または複数の症状があるが、日常生活を普通に送っており、患者が今以上の治療を必要としない症状である。

2＝中等度の症状。時に調子の悪い日もある。病状からみると、可能なはずの日常生活動作に支障をきたすことがある。

3＝たびたび強い症状がある。症状によって日常生活動作や物事への集中力に著しく支障をきたす。

4＝持続的な耐えられない激しい症状。他のことを考えることができない。

3．患者の不安：不安が患者に及ぼす影響

0＝なし

1＝変化を気にしている。身体面や行動面に不安の徴候は見られない。集中力に影響はない。

2＝今後の変化や問題に対して張り詰めた気持ちで過ごしている。時々、身体面や行動面に不安の徴候が見られる。

3＝しばしば不安に襲われる。身体面や行動面にその徴候が見られる。物事への集中力に著しく支障をきたす。

4＝持続的に不安や心配に強くとらわれている。他のことを考えることができない。

4．家族の不安：不安が家族に及ぼす影響

注1：家族は患者に最も近い介護者とします。その方々は、両親であるのか、親戚、配偶者、友人であるのかコメント欄に明記してください。

注2：家族は時間の経過により変化する可能性があります。変化があった場合、コメント欄に記入してください。

コメント（　　　　　　　　　　　　　　　　　　　）

0＝なし

1＝変化を気にしている。身体面や行動面に不安の徴候は見られない。集中力に影響はない。

2＝今後の変化や問題に対して張り詰めた気持ちで過ごしている。時々、身体面や行動面に不安の徴候が見られる。

3＝しばしば不安に襲われる。身体面や行動面にその徴候が見られる。物事への集中力に著しく支障をきたす。

4＝持続的に不安や心配に強くとらわれている。他のことを考えることができない。

5．患者の病状認識：患者自身の予後に対する理解

0＝予後について十分に認識している。

1＝予後を2倍まで長く、または短く見積もっている。例えば、2－3ヶ月であろう予後を6ヶ月と考えている。

2＝回復すること、または長生きすることに自信が持てない。例えば「この病気で死ぬ人もいるので、私も近々そうなるかもしれない」と思っている。

3＝非現実的に思っている。例えば、予後が3ヶ月しかない時に、1年後には普通の生活や仕事に復帰できると期待している。

4＝完全に回復すると期待している。

6．家族の病状認識：家族の予後に対する理解

0＝予後について十分に理解している。

1＝予後を2倍まで長く、または短く見積もっている。例えば、2－3ヶ月であろう予後を6ヶ月と考えている。

2＝回復すること、または長生きすることに自信が持てない。例えば「この病気で死ぬ人もいるので、本人も近々そうなるかもしれない」と思っている。

3＝非現実的に思っている。例えば、予後が3ヶ月しかない時に、1年後には普通の生活や仕事に復帰できると期待している。

4＝患者が完全に回復することを期待している。

7．患者と家族とのコミュニケーション：患者と家族とのコミュニケーションの深さと率直さ

0＝率直かつ誠実なコミュニケーションが、言語的・非言語的になされている。

1＝時々、または家族の誰かと率直なコミュニケーションがなされている。

2＝状況を認識してはいるが、その事について話し合いがなされていない。患者も家族も現実に満足していない。あるいは、パートナーとは話し合っても、他の家族とは話し合っていない。

3＝状況認識が一致せずコミュニケーションがうまくいかないため、気を使いながら会話が行われている。

4＝うわべだけのコミュニケーションがなされている。

8．職種間のコミュニケーション：患者と家族の困難な問題についての、スタッフ間での情報交換の早さ、正確さ、充実度

関わっている人（職種）を明記してください
（　　　　　　　　　　　　　　　　　　　　　　　）

0＝詳細かつ正確な情報が関係スタッフ全員にその日のうちに伝えられる。

1＝主要スタッフ間では正確な情報伝達が行われる。その他のスタッフ間では、不正確な情報伝達や遅れが生じることがある。

2＝管理上の小さな変更は、伝達されない。重要な変更は、主要スタッフ間でも1日以上遅れて伝達される。

3＝重要な変更が数日から1週間遅れで伝達される。
　　例）退院時の病棟から在宅担当医への申し送りなど。

4＝情報伝達がさらに遅れるか、全くない。他のどのようなスタッフがいつ訪ねているのかわからない。

9．患者・家族に対する医療スタッフのコミュニケーション：患者や家族が求めたときに医療スタッフが提供する情報の充実度

0＝すべての情報が提供されている。患者や家族は気兼ねなく尋ねることができる。

1＝情報は提供されているが、十分理解されてはいない。

2＝要求に応じて事実は伝えられるが、患者や家族はそれより多くの情報を望んでいる可能性がある。

3＝言い逃れをしたり、実際の状況や質問を避けたりする。

4＝質問への回答を避けたり、訪問を断る。正確な情報が与えられず、患者や家族を悩ませる。

【特記事項】

☆評価できない項目は、理由に応じて以下の番号を書いてください。

7：入院直後や家族はいるが面会に来ないなど、情報が少ないため評価できない場合

8：家族がいないため、家族に関する項目を評価できない場合

9：認知状態の低下や深い鎮静により評価できない場合

認知機能の低下などにより、主観的評価がむずかしいこともある。その場合は、患者をもっとも近くで見ているキーパーソンに依頼し、症状を評価してもらう。

（「Reliability and validity of the Japanese version of the Support Team Assessment Schedule（STAS-J）」Miyashita M et al., Palliative & supportive care vol.2 (4)：379-385, 2004 より引用）

痛みの種類、特徴、強さを正しくアセスメントする

痛みをマネジメントするには、まず痛みの原因を見極めなくてはなりません。
痛みの強さとともに、痛みの性質、痛みが出る時間帯などを、くわしく確認していきます。

がん疼痛か、治療などによるその他の痛みかをまず見極める

がん患者の2人に1人は、何らかの痛みを抱えています。がん自体による痛みとしては、侵害受容性疼痛と神経障害性疼痛、両者の混合性疼痛があります（下図参照）。また治療中は、術後の痛み、化学療法や放射線照射後の痛みが生じやすく、生活に支障をきたします。

痛みを緩和するにはまず、適切なアセスメントで、原因を正しく知ることです。スケールで痛みの強さを確認するほか、痛みの性質も尋ねます。"鈍く重苦しい痛み"であれば侵害受容性疼痛、"ピリピリする痛み"なら神経障害性疼痛と考えられます。また、初回介入時はできるだけ全身にふれて、痛みの局在性や神経分布との関連も確認します。

痛みの原因＆経路によって、3つのタイプに分けられる

侵害受容性疼痛 59％

神経終末が刺激されて痛みが生じる

がんが周囲組織の侵害受容器を刺激して生じる。皮膚や骨、筋肉など体性組織への機械的刺激による「体性痛」と、内臓の炎症や腫瘍の圧迫による「内臓痛」がある。

侵害受容性疼痛と神経障害性疼痛は、痛みの質によって判断できるが、両者の混合タイプも2割ほど存在する。

内臓痛

- 原因　実質臓器・管腔臓器の腫瘍
- 部位　部位が明確にわからない。原因臓器から離れた位置の関連痛もある
- 性質　鈍く重苦しい痛み
- その他の特徴　オピオイドが奏効する

神経障害性疼痛 19％

神経そのものの損傷などで、ビリビリと痛む

痛覚を伝える神経経路の直接的損傷や、異常で生じる痛み。神経支配領域に一致して症状が発現する。

- 原因　脊髄転移（脊髄圧迫）、膵がん（腹腔神経叢障害）、パンコースト型肺がん（腕神経叢障害）など
- 部位　神経の分布に沿って痛みが出る
- 性質　[持続的に痛むとき] しびれるような痛み、しめつけられるような痛み
　　　　[発作的に痛むとき] 電気が走るような痛み、さすような痛み
- その他の特徴　オピオイド（麻薬性鎮痛薬）やNSAIDs（非ステロイド性抗炎症薬）が効きにくい。鎮痛補助薬が有効

体性痛

- 原因　骨転移、皮膚転移、筋膜の炎症など
- 部位　局在性が明確で、痛む範囲は限定的
- 性質　うずくような痛み
- その他の特徴　非ステロイド性鎮痛消炎薬（NSAIDs エヌセイズ）の奏効。骨転移痛については、体動時や叩打時に強まる

混合性疼痛 20％

痛みの出かたと強さをくわしく聞いていく

初期アセスメントで痛みの特徴を把握して、治療の方向性を決定する。

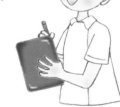

痛みの特徴

痛みの部位は？
1か所とはかぎらない。ほかにも痛む部位がないか確認を。

痛みの始まりは？
化学療法などの治療開始後なのか、別のタイミングかが重要。

痛みの性質は？
鈍痛、ピリピリする、しびれるなど。圧迫感の有無も尋ねる。

経時的変化は？
徐々に憎悪したか、急激に憎悪したか。緊急性についても評価。

増強＆緩和因子は？
「夜間や排便時に増強する」「安静や保温で楽になる」など。

これまでの治療と効果は？
オピオイドなどの鎮痛薬の使用経験と、その効果や副作用など。

生活への影響は？
不眠症状、仕事への影響などで、QOL が低下していないか。

少しでも痛みがあれば、上記の7項目をチェック。適切な鎮痛薬の選択につなげる。

痛みの強さ

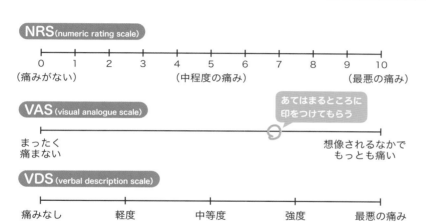

NRS(numeric rating scale)

0　1　2　3　4　5　6　7　8　9　10
（痛みがない）　（中程度の痛み）　（最悪の痛み）

VAS(visual analogue scale)

あてはまるところに印をつけてもらう

まったく痛まない　　　想像されるなかでもっとも痛い

VDS(verbal description scale)

痛みなし　軽度　中等度　強度　最悪の痛み

痛みの評価には左記のようなスケールを使う。
NRS が一般的だが、患者の年齢、認知機能低下などの問題に応じて、患者が答えやすいスケールを選択。

FS(Wong-Baker face rating scale)

0　1　2　3　4　5

持続痛か、突出痛かによっても対処法が異なる

痛みのアセスメントでは、痛みの発症様式、持続時間も確認しておきます。そのパターンは、持続痛と突出痛の2つに分けられます。

持続痛は「24時間のうち12時間以上経験される平均的な痛み」、突出痛は「持続痛の有無や程度、鎮痛薬使用の有無にかかわらず発生する一過性の痛み、または痛みの増強」と定義されています。

治療上、とくに問題となりやすいのが突出痛です。突出痛が認められるときは、「1日のうちどの時間に生じるか」「何をしているときに痛むか」などをくわしく尋ね、QOL を低下させない対処を考えなくてはなりません。

また、突出痛と持続痛の判断を誤ると、鎮痛薬のベース量を不必要に上げてしまい、眠気が強まるといった問題が生じます。情報収集をていねいにおこない、適切な痛みのマネジメントにつなげます。

痛みの強さ、症状にあった鎮痛薬を使う

痛みの強さと出かたを把握できたら、それにあった鎮痛薬で、痛みの緩和をはかります。患者・家族の服薬指導のためにも、適切な薬の選択法と、その考えかたを理解しておきましょう。

WHO方式がん疼痛治療法をもとに、効果的な薬物治療を

がん疼痛の緩和は、「WHO方式がん疼痛治療法」が基本です。これは、身体的・心理的状況に配慮しながら、エビデンスにもとづく鎮痛薬を使用し、がん患者を痛みから解放するための治療戦略。その基礎となるのが、"鎮痛剤使用の基本4原則"と、"薬の特性と患者の痛みに応じた適切な薬の選択"です。

各国の調査では、この治療方針を用いることで、80%以上の除痛率が得られると報告されています。

まずは、よく眠れることを目標にする

第1目標
痛みに妨げられない夜間の睡眠

第2目標
安静時の痛みの消失

第3目標
体動時の痛みの消失

最初から完全な鎮痛を目標とすると、過量になりやすい。効果を見ながらQOLを高めていく。

WHOの4原則をもとに、鎮痛薬を適切に使う

もっとも効果的とされ、世界的に普及している、がん患者の痛みのケアの考えかた。

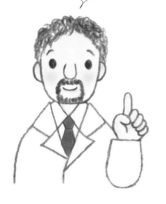

2018年の改訂で4原則になりました

1 経口的に
by mouth

経口投与がもっとも侵襲性が低く、用量調節もしやすい。どこでも服薬できることからQOLを維持しやすく、自立の意識も保たれる。

2 時間を決めて
by the clock

時刻を決め、一定の間隔で規則正しく使用する。効果が切れる前に投与することで、つねに痛みのない状態を保つことができる。

3 患者ごとに
for the individual

痛みと薬の効果には個人差がある。個別に慎重な評価をおこない、痛みの程度によって投与量をこまかく調節。至適投与量を決定する。

4 その上でこまかい配慮を
with attention to detail

鎮痛効果に加えて、副作用、肝機能や腎機能への影響、不安や抑うつなど精神状態についても評価し、鎮痛補助薬や併用薬を検討する。

鎮痛の主役はオピオイド。服薬指導をしっかりおこなう

痛みのマネジメントでは、痛みの強さに応じた適切な鎮痛薬を選びます。軽度の痛みであれば、NSAIDs（非ステロイド性抗炎症薬）などの非オピオイド鎮痛薬、抗不安薬などの鎮痛補助薬を選択。強い痛みには、オピオイド（麻薬性鎮痛薬）が効果を発揮します。

なかには「麻薬」という言葉に恐怖心を抱き、服薬を拒否する人もいます。けれども、進行につれて重症化・複雑化するがん性疼痛の緩和には、オピオイドが不可欠です。

オピオイドを始めるときは、その必要性と目的、使用方法、副作用対策などをわかりやすく説明します。薬剤師にも協力を仰ぎ、専門的視点から説明をしてもらいましょう。使用開始後も継続的にかかわってもらうのが理想です。

軽い痛みには非オピオイド、中等度以上ならオピオイドを選択

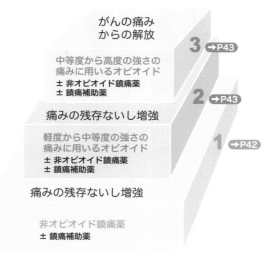

がんの痛みからの解放

3 → P43
中等度から高度の強さの痛みに用いるオピオイド
± 非オピオイド鎮痛薬
± 鎮痛補助薬

痛みの残存ないし増強

2 → P43
軽度から中等度の強さの痛みに用いるオピオイド
± 非オピオイド鎮痛薬
± 鎮痛補助薬

痛みの残存ないし増強

1 → P42
非オピオイド鎮痛薬
± 鎮痛補助薬

痛み

「3段階ラダー」とよばれる、鎮痛薬投与の考えかた。痛みが強くなれば、より効果の高い鎮痛薬を使う。

オピオイドへの誤解をとき、「早めに」「適切に」飲んでもらう

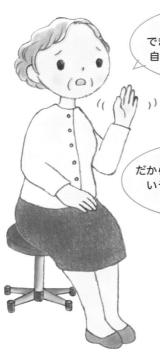

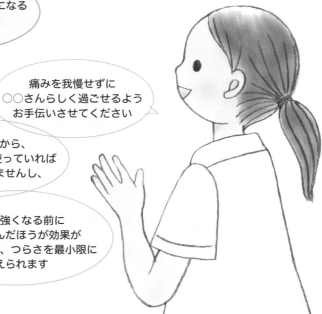

よけいな薬はできるだけ飲まずにね、自然に過ごしたいのよ

それにモルヒネって麻薬でしょう？　依存になるものはできるだけ飲みたくないわ

だから、どうしてもっていう痛みのときだけ飲んでるの

オピオイドに抵抗がある患者には、オピオイドの安全性、痛みの慢性化予防のための服薬の必要性を十分に説明。痛みを感じたときにすぐ飲んだほうが効果が得られ、耐えがたい苦痛を避けられることも理解してもらう。

痛みを我慢せずに○○さんらしく過ごせるようお手伝いさせてください

医療用麻薬だから、先生の指示どおり使っていれば依存症にもなりませんし、

痛みが強くなる前にすぐに飲んだほうが効果が速く得られて、つらさを最小限に抑えられます

薬の特性を理解して モニタリングと指導にいかす

緩和ケア領域では、薬の使いかた、調節のしかたについて、看護師が積極的にかかわります。
がん疼痛によく使われる、代表的な薬の種類と特性を理解しておきましょう。

代表的な非オピオイド鎮痛薬、オピオイドの特性を知っておく

非オピオイド鎮痛薬で、がん疼痛に使えるのは、NSAIDs とアセトアミノフェンの2種類。

NSAIDs（エヌセイズ）

投与経路	一般名	商品名	投与量	作用発現時間	作用持続時間	頻度の高い副作用	特徴
経口	インドメタシンファルネシル	インフリーS カプセル	1回200mg（1日2回）	—	12時間	低体温など	●トリアムテレンは併用禁忌 ●プロドラッグのため組織移行性が高く、副作用が少ない
	エトドラク	ハイペン錠／オステラック錠	400mg／日（1日2回）	—	6〜8時間	腹痛、嘔気・嘔吐、食欲不振など	●COX2選択性が高い
	ジクロフェナクナトリウム	ボルタレン錠	75〜100mg／日（1日3回）	15〜45分	6〜10時間	胃部不快感、浮腫、発疹など	●抗炎症作用と鎮痛作用が強い ●副作用の発現頻度も高い
	ナプロキセン	ナイキサン錠	300〜600mg／日（1日2〜3回）	5〜60分	12時間以上	胃腸障害、腹痛、胃痛、胃部不快感、嘔気・嘔吐など	●抗炎症作用、鎮痛作用、解熱作用のバランスがいい ●腫瘍熱に有効
	メフェナム酸	ポンタールカプセル	初回は1回500mg、その後は1回250mgを6時間ごと	30〜45分	6〜8時間	胃腸障害、嘔気、下痢・軟便、体温低下など	●抗炎症作用は弱いが、鎮痛作用は強い
	メロキシカム	モービック錠	1回10mg（1日1回）	—	—	胃・心窩部の不快感や痛み、皮疹、発疹、薬疹など	●COX2選択性が高い ●胃腸障害を回避したい場合の第一選択薬
	ロキソプロフェンナトリウム	ロキソニン錠	1回60mg（1日3回）、頓服時は1回60〜120mg	15〜30分	—	胃・腹部不快感、胃痛、嘔気・嘔吐、食欲不振、浮腫、発疹、蕁麻疹など	●抗炎症作用・鎮痛・解熱作用のバランスがいい ●効果は多少弱いが、副作用の発現頻度も低い ●プロドラッグである
経直腸	ジクロフェナクナトリウム	ボルタレンサポ	1回25〜50mg（1日1〜2回）	10〜90分	1.5〜18時間	胃部不快感、浮腫、発疹など	●脂溶性基剤が用いられているため、アンペック坐剤と併用すると、モルヒネの吸収が増加する
静注	フルルビプロフェンアキセチル	ロピオン注	1回50mgをゆっくり静注（通常1日1〜3回）	15分以上	9時間	ALT・AST上昇、嘔気など	●NSAIDsのなかで唯一の注射剤である

抗炎症作用にすぐれ、炎症による痛み、骨転移痛などによく効く。
ただし胃腸障害の副作用が出やすく、PPI（プロトンポンプ阻害薬）の併用
は必須。ほかにも腎機能・肝機能障害などの副作用に注意する。

アセトアミノフェン

商品名	特徴	最高血中濃度到達時間	血中濃度半減期
カロナール	錠剤、細粒、シロップ、坐剤がある	30分	2.5時間
ピリナジン	細粒、シロップ、坐剤がある		
アンヒバ坐剤	副作用（消化管障害、腎機能障害など）が少ない		
アセリオ	注射剤		

抗炎症作用は弱いが、NSAIDsより胃腸・腎機能障害の副
作用は少ない。異なる作用機序をもつことから、NSAIDs
と併用することも。副作用では肝機能障害に注意。

（『エキスパートナース・ガイド　がん性疼痛ケア完全ガイド』
林 章敏・中村めぐみ・高橋美賀子編、2010、照林社より作成）

基本量をちゃんと飲んでいるか、効果は十分かをまずチェック

薬物療法では、処方どおりに服薬できているかをチェックし、そのうえで効果と副作用をアセスメントします。代表的な非オピオイド鎮痛薬とオピオイドについて、それぞれの特性を理解し、服薬指導にいかしましょう。

また、非オピオイド鎮痛薬とオピオイドに加え、必要に応じて鎮痛補助薬を併用します。代表的なのが、脳神経系に作用する抗うつ薬や抗けいれん薬、局所麻酔薬、NMDA受容体拮抗薬などです。どの薬も少量から始め、効果と副作用を見ながら、少しずつ増量していきます。

オピオイド

日本で使用可能なオピオイド。中程度の痛みに効く「弱オピオイド」2種類と、強い痛みに適した「強オピオイド」6種類がある。

◎…非常に効果的　○…効果的　△…効果が弱い　―…効果不明

弱オピオイド　トラマドール

（副作用）便秘が少ない
（腎不全時）M1（代謝物）の蓄積に注意
（神経障害性疼痛への効果）◎　（呼吸困難の緩和作用）―
（適応）便秘を避けたい中等度の痛みに

25mg、50mgカプセルがあり、100〜300mgを、1日4回に分けて投与する。1回100mg、1日400mgが上限。筋注用の注射剤もある。

弱オピオイド　コデイン

（副作用）モルヒネと同等　（腎不全時）M3G、M6Gの蓄積に注意
（神経障害性疼痛への効果）△　（呼吸困難の緩和作用）○
（適応）咳をともなう中等度の痛みや、最初のレスキュー薬として

体内でモルヒネに変換され、効果を発揮する。1回20〜40mgを1日3〜4回投与。10倍散、100倍散の散剤と、20mgの錠剤がある。

強オピオイド　モルヒネ

（副作用）やや多い　（腎不全時）M3G、M6Gの蓄積に注意
（神経障害性疼痛への効果）△　（呼吸困難の緩和作用）◎
（適応）呼吸困難をともなう強度の痛みに

錠剤、カプセル、細粒、内服液、注射液、坐剤など。幅広い投与法がある。よく使われるのがモルヒネ徐放性製剤（商MSコンチン錠）。10mg、30mg、60mg製剤があり、1日2回投与する。

強オピオイド　オキシコドン

（副作用）せん妄などが少ない
（腎不全時）慎重に使用
（神経障害性疼痛への効果）○　（呼吸困難の緩和作用）△
（適応）レスキュー薬を頻回に使用する場合に

モルヒネに比べて副作用が若干少ない。徐放性製剤「オキシコンチン錠」、速効性製剤「オキノーム散」、注射剤の「オキファスト注」がある。

強オピオイド　ヒドロモルフォン

（副作用）かゆみ、鎮静、悪心、嘔吐が少ない
（腎不全時）慎重に使用
（神経障害性疼痛への効果）△　（呼吸困難の緩和作用）○
（適応）呼吸困難をともなう強度の痛みに

用量は1日4〜24mg。徐放性製剤（商ナルサス錠）は1日1回、即放性製剤（商ナルラピド）は1日4〜6回投与。静注用注射薬もある。

強オピオイド　タペンタドール

（副作用）悪心、嘔吐、便秘が少ない
（腎不全時）比較的安全
（神経障害性疼痛への効果）◎　（呼吸困難の緩和作用）―
（適応）中等度から強度の痛みへの第一選択薬として

1日50〜400mgを2回に分けて経口投与。副作用が少ないのが特徴。注射薬やレスキュー製剤がないため、早期投与に適している。

強オピオイド　フェンタニル

（副作用）便秘、せん妄が少ない　（腎不全時）比較的安全
（神経障害性疼痛への効果）△　（呼吸困難の緩和作用）―
（適応）他のオピオイドで副作用が問題になったり、服薬困難なときに

徐放性製剤の貼付剤と、注射剤がある。嚥下障害などで服薬困難な場合に適する。レスキュー薬として使える舌下錠、バッカル錠もある。

強オピオイド　メサドン

（副作用）心毒性（QT延長）に注意
（腎不全時）比較的安全
（神経障害性疼痛への効果）◎◎　（呼吸困難の緩和作用）―
（適応）他のオピオイドで緩和のむずかしい痛みに

効果としてはもっとも強い。5mg、10mg錠があり、1日5〜15mgを2〜3回に分けて、8時間ごとに投与。投与後7日未満の増量は禁止。

代表的な副作用は「眠気」「便秘」「嘔気」「呼吸抑制」

「オピオイドは副作用が強い」と考え、ナーバスになる患者も少なくありません。使用時に起こりえる副作用と、その対処法を正しく伝え、安心感を与える服薬指導に努めましょう。

眠気、便秘、嘔気はQOLの低下につながる

オピオイドは、つらいがん疼痛から患者を解放してくれますが、同時に副作用によってQOLが低下することもあります。とくに多いのが、眠気、便秘、嘔気、呼吸抑制です。さらに、比較的まれな副作用として、かゆみや口渇、せん妄などの精神症状が見られます。

ただし、オピオイドの副作用が非オピオイドよりも深刻ということはありません。たとえばNSAIDsによる腎機能障害は不可逆的ですが、オピオイドの副作用はほとんどが可逆的で、投薬などで改善できます。

数日〜1週間で治まることも多い。不安をやわらげる説明を

副作用の多くは数日〜1週間程度で治まっていきます。副作用をおそれてオピオイドを敬遠したり、勝手に量を減らしたりしないように、患者の理解を促すことが重要です。

服薬開始前に、どのタイミングでどのような副作用が出やすいかを説明し、その対処法も具体的に伝えておきます。

なかにはオピオイドの使用を不安に思うあまり、心因性の吐き気を感じる患者もいます。「普通の痛み止めよりもやさしい薬」であることを伝え、不安の軽減に努めましょう。

副作用の出やすさを理解し、予防的対処につなげる

各薬剤に多い副作用を理解し、適切な患者説明を。副作用対策として処方された薬を、きちんと飲んでもらうことも大切。

◎…頻繁に起こる　○…しばしば起こる　△起こりえるが、問題になることは少ない　─…まれ、頻度不明

	トラマドール	コデイン	モルヒネ	オキシコドン	ヒドロモルフォン	タペンタドール	フェンタニル	メサドン
眠気	○	○	◎	◎	△	△	△	○
便秘	△	○	◎	◎	○	△	△	○
嘔気	○	○	◎	○～◎	△	△	△	△
呼吸抑制	△	△	△～○	△～○	△	△	△	△
かゆみ	─	─	△	△	△	△	△	△
精神症状（せん妄など）	△	△	○	○	△	△（セロトニン症候群）	△	△

代表的な副作用の予防法、対処法を覚えておく

とくに多い副作用、ときに起こりえる副作用について、対策を理解しておきたい。

とくに多い副作用

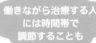

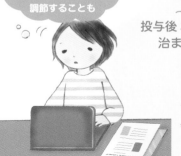

働きながら治療する人には時間帯で調節することも

眠気

投与後3〜5日ごろには治まることが多い

開始直後や増量時、過量時に出やすく、突然現れることはない。日中の眠気で悩まされるときは、昼・夜それぞれの服用量を調節。服薬回数を増やすと改善することも多い。

便秘

便秘がちな患者にはナルデメジンを出しておく

モルヒネには止瀉作用があり、ほぼ全患者に便秘が起こる。オピオイド使用時の便秘に効く「ナルデメジン」を使うと、鎮痛効果を損なわず、腸管への作用だけをブロックできる。

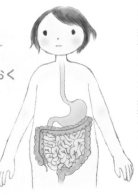

嘔気

オピオイドによる嘔気か、それ以外かをまず見極める

Step❶
● D₂受容体拮抗作用主体の薬剤
● オピオイド以外の原因の治療

Step❷
● 抗ヒスタミン薬
● オピオイドスイッチング（→P48）

Step❸
● 非定型抗精神病薬 ● 抗コリン薬
● 抗不安薬 ● 他剤併用

開始後すぐの嘔気は副作用を、遅れて発現した嘔気は他の原因を疑う。副作用であれば、多くは1〜2週間で耐性がつく。症状が続くときは、制吐薬をステップアップしながら使う。

呼吸抑制

投与量を増やした後や腎機能・肝機能低下時に注意を

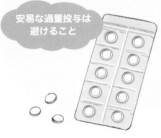

安易な過量投与は避けること

頻度は低いが、薬が効きにくくなったときに投与量を安易に増やすと、過量投与で呼吸抑制を起こすことがある。腎機能・肝機能が低下した患者でも要注意。

比較的まれな副作用

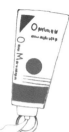

口渇

口腔用の保湿ジェルで毎日ケアする

オピオイドの抗コリン作用で生じる。口腔ケアを毎日おこない、専用のジェルなどで保湿を。氷片を含ませる方法もある。

尿閉

自然軽快しなければ、コリン作動薬などを使用

耐性により治まることが多いが、高齢男性ではとくに注意。タムスロシンやベタネコールなどの排尿障害治療薬で処する。

かゆみ

抗ヒスタミン薬や保湿剤で対処

オピオイドがμ受容体を活性化することで生じる。抗ヒスタミン薬などを使うほか、スキンケアで皮膚の乾燥を防ぐことも大事。

発汗

シメチジンの服用で改善することも

発汗が大量に増えることがある。機序は不明だが、H₂ブロッカーのシメチジンに発汗抑制作用があると報告されている。

せん妄

まずは原因を除去。ハロペリドールも有効

オピオイド以外の要因も探って対処する。それでも症状が強ければ、抗精神病薬のハロペリドールを使うことも。

定期投与のほかに、レスキュー薬で痛みを抑える

がん患者の多くが、持続痛だけでなく突出痛に悩まされます。そこで役立つのが「レスキュー薬」。
急な痛みを感じたときは我慢せず、レスキュー薬を正しく使うよう指導しましょう。

突出痛のコントロールには
レスキュー薬が不可欠

鎮痛薬の処方時は、安定した鎮痛効果が得られるよう、定期的に飲み続けることを前提としています。これが「基本処方」です。長時間の効果が得られることが望ましく、通常は徐放性製剤が用いられます。

一方で、基本処方だけでは対応できない突出痛に用いる薬を「レスキュー薬」といいます。こちらは、すみやかに効果が得られるよう、速効性の高いオピオイドを用います。

突出痛は、がん患者の約7割に認められます。QOLを維持するためにも、レスキュー薬をしっかり使ってもらうことが大切です。

基本処方では対応できないときに、レスキュー薬を使う

患者にも突出痛のパターンを理解してもらい、レスキュー薬で上手にコントロールする。

レスキュー薬の考えかた

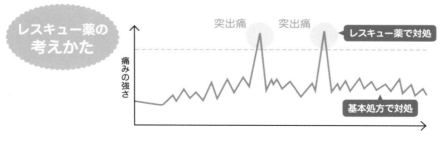

基本処方量で突出痛をカバーしようとすると、過量投与でQOLが低下する。そのため突出痛の発現時には、レスキュー薬を使ってもらう。

レスキュー薬投与の判断

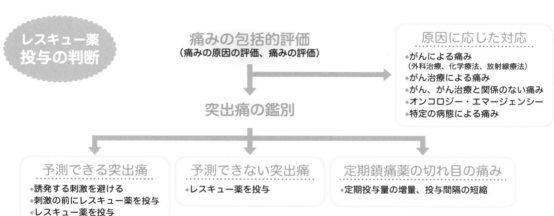

（『がん疼痛の薬物療法に関するガイドライン2014年版』特定非営利活動法人 日本緩和医療学会 緩和医療ガイドライン委員会、2014、金原出版より一部引用）

レスキュー薬の処方は、痛みを包括的に評価したうえで判断される。体動時痛などの予測可能な突出痛には、レスキューの予防投与も可能。

適切に使えているか、効果は十分かをチェックする

レスキュー薬には内服、舌下錠、坐薬などがある。投与法によって作用発現までの時間などが異なる。

レスキュー薬の投与法

1 内 服
**モルヒネかオキシコドンを
1時間以上あけて使う**

1時間以上間隔をあけて使う。痛みが非常に強い場合にかぎり、例外的な使用法として、20～30分間隔での使用を認めることもある。

2 舌下錠／バッカル錠
**口腔粘膜から吸収され、
鎮痛効果を発揮する**

フェンタニルの舌下錠（商アブストラル舌下錠）、バッカル錠（商イーフェンバッカル錠）がある。30分以上あけて、1回のみ追加可能。

3 坐 薬
**効果発現まで時間はかかるが、
経口摂取困難なときに**

レスキュー薬として使えるのは、モルヒネの坐薬（商アンペック坐剤）のみ。60～90分間以上の間隔をあけて使う。

4 持続注射の早送り
**シリンジポンプなどで投与。
20分間隔で使える**

モルヒネ、オキシコドン、フェンタニル、ヒドロモルフォンの注射剤を使用。基本処方と同じ薬剤の1時間分の量を、早送りで使う。

投与後のアセスメント

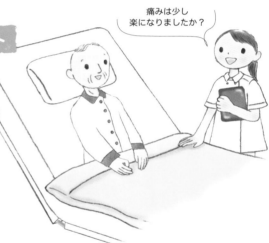
痛みは少し楽になりましたか？

☑ **鎮痛効果は？**
効果が出ていれば、基本処方量を増量。3回使用しても効果がなければ、薬自体を再評価。

☑ **効果の持続時間は？**
効果が途中で切れて痛みが出るようなら、レスキュー薬を増やすか、基本処方量を増量。

☑ **副作用は？**
レスキュー薬で、副作用が一時的に憎悪することも。十分な対策と、患者への説明が必要。

☑ **使用した状況は？**
体動時痛の場合、痛みが出てからの使用では遅いことも。使用したタイミングを必ず聞く。

内服・坐薬の基本処方量の1/6をめやすにモルヒネなどを使う

すべてのオピオイドが、レスキュー薬として使えるわけではありません。基本処方と同じ薬を使うのが原則で、基本処方量の1/6をめやすとします。

タペンタドールなど、速効性製剤がない薬を使っている人では、モルヒネかオキシコドンをレスキュー薬とします。

持続注射の場合は、1時間の投与量を原則とします。

投与量を記録して翌日からの基本処方量にいかす

レスキュー薬を含めたオピオイドの投与量はすべて記録し、それをもとに薬の効果と副作用、痛みの種類などを評価します。

基本処方では間に合わず、レスキュー薬を頻繁に使用しているようなら、基本処方量が不十分ということ。実際に使った基本処方量とレスキュー薬使用量の合計を、翌日以降の基本処方量とします。この場合は、レスキュー薬の投与量もあわせて増やすのが基本です。

効果と副作用を見ながら
オピオイドスイッチングを

特定のオピオイドを使用し続けていると、耐性がついて、効果が弱まってきます。
このようなときは別のオピオイドに切り替え、効果が十分に得られるようにします。

長い療養生活のなかで変薬が必要になることも多い

オピオイドを長く使っていると、耐性が生じ、薬が効きにくくなることがあります。また、副作用が出て、これまで使っていたオピオイドが使いにくくなることも。このような場合は「オピオイドスイッチング」といって、別のオピオイドに変薬します。投与方法の変更や、ほかの薬理効果を得る目的で、オピオイドスイッチングをおこなうこともあります。

スイッチング時には、各種オピオイドの換算表を用います。投与経路の不適合で変薬する際には、吸収が不十分だった可能性を考慮し、等換算より2、3割少ない量で開始します。

看護師の適切なアセスメントが効果的なスイッチングにつながる

スイッチング後は、痛みのアセスメントとともに、全身状態も注意深く観察します。

まずは痛みの強さを尋ね、新たな薬の効果を確認しましょう。効果不十分な場合は、オピオイドが効かない性質の痛みかもしれません。医師に報告し、さらなる変薬か増量かを判断してもらいます。さらに、眠気や嘔気、便秘といった副作用の増強がないかも尋ねます。

なお、もっとも効果の高いメサドンに変薬した場合は、副作用の評価をとくに慎重に。QT延長などの副作用もあるので、心電図の実施を含め、全身状態を十分に観察します。

オピオイドスイッチングが必要なのは、こんなとき

下記のような傾向が見られたら医師に相談し、オピオイドスイッチングなどで対処する。

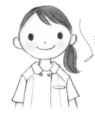

スイッチングが必要そうなときは迷わず医師に相談を！

1 副作用が強いとき

▶ **眠気や便秘などが強く生活の妨げになることも**
モルヒネやオキシコドンなどによる便秘や嘔気、パッチによる皮膚障害など、強い副作用に苦しむ場合には、副作用が少ない他剤に切り替える。

2 効果が不十分なとき

▶ **耐性により、増量しても効きにくくなることがある**
薬を増量しても十分な効果が得られなければ、耐性と考えられる。神経障害性疼痛のように、原因の異なる痛みが生じたときにも、オピオイドスイッチングが必要。

3 別の症状が強いとき

▶ **呼吸困難などが出てモルヒネに替えるケースもある**
咳や呼吸困難が改善しないときに、他剤からモルヒネに変えることがある。経口困難になった場合にも、パッチや注射剤などがある薬剤に切り替える。

タペンタドールから始めて、スイッチングすることが多い

下図は、現状で比較的多く見られるスイッチングのパターン。副作用の少ないタペンタドールから始め、他剤に切り替えていくことが多い。

タペンタドール

オピオイドの初回投与時に適している
上限量が1日400mg程度なので、それ以上は変薬が必要。また速効性製剤がないため、レスキュー薬には他剤を用いる。

効果不十分

モルヒネ

便秘などの副作用が出やすい
効果が高く剤型も豊富だが、便秘、嘔気、眠気などで変薬を要する場合がある。反対に、呼吸困難改善のためにモルヒネに変薬することも。

耐性、便秘、嘔気、せん妄、眠気、腎障害など

耐性、呼吸困難、咳、疝痛、製剤の問題など

フェンタニル

副作用が少なく、貼付剤もある
貼付剤があり、腎不全患者でも使えるのが利点。副作用も全体に少ない。ただし耐性もつきやすく、モルヒネへの変薬が必要となることも。

耐性、神経障害性疼痛、便秘、嘔気、眠気、せん妄、腎障害など

耐性、呼吸困難、咳、経口困難など

オキシコドン

神経障害性疼痛にも効きやすい
神経障害性疼痛が生じたときには、他剤からオキシコドンに切り替えることが多い。ただし便秘、嘔気、眠気などの副作用が出やすい。

耐性、神経障害性疼痛、皮膚障害など

耐性、便秘、嘔気、眠気、せん妄、腸管通過障害、服薬の負担など

効果不十分

メサドン

モルヒネなどでは不十分なときに
他剤が効かない神経障害性疼痛・骨転移痛にも有効。ただしQT延長などの重大な副作用もあり、専門医が処方することが望ましい。

現在問題となっている点と、他剤の特性を比較し、より適したオピオイドに切り替える。現在のレスキュー薬への反応も、有効な判断材料となる。

各種オピオイドの等鎮痛用量表

スイッチングをするのは医師だが、換算表を使ってダブルチェックをおこなうと安心。モルヒネの経口投与30mgを基準に、オキシコドンは20mg、フェントステープ1mgと覚える。

	コデイン	トラマドール	モルヒネ	ヒドロモルフォン	オキシコドン	タペンタドール	フェンタニル
経口	180mg	150mg	30mg	6mg	20mg	100mg	
経直腸投与		5倍	20mg	1/5		5倍	
持続皮下注			15mg		15mg		300μg
持続静注			10mg		10~15mg		200μg
経皮投与							1.0mg/1day（鄧フェントステープ） 2.1mg（鄧デュロテップMTパッチ）

マッサージなどの非薬物療法もとり入れる

痛みのケアには、非薬物療法も有効です。代表的なものは放射線療法で、進行後のがん疼痛にも効果的。マッサージや温罨法をはじめ、心地よさを提供する日常のケアも役立ちます。

オピオイドが効きにくい痛みには放射線療法なども検討

薬物療法が効きにくい神経障害性疼痛、骨移転痛や骨盤内腫瘍には、その他の治療法が有効な場合もあります。なかでも放射線治療は副作用も少なく、短期間で疼痛緩和が期待できる治療法です。部位の制限もなく、同部位への再照射も可能です。

脳への痛み信号を遮断する「神経ブロック」や「経皮的椎体形成術」も有効な治療法ですが、適応に制限があることに注意します。

そばにいて、体をさするだけでも痛みの緩和につながる

患者の痛みをやわらげるのは、薬だけではありません。感情や感覚も、痛みの閾値に影響します。ともに過ごし、タッチングで安心感を与えるだけでも、痛みが軽減されます。気分転換となる活動、マッサージや入浴などで心身の緊張をゆるめることも効果的です。

家族が体をさするだけで、痛みが楽になることも。不安を抱えた家族に、〝家族だからこそできるケア〟を提案することも大切です。

薬が効かないつらい痛みを、放射線などでやわらげる

薬物以外の治療法が有効なことも。ただし侵襲性の高い治療法もあり、予後を考えて適応を検討。

I 放射線治療

サイトカインの産生を抑え、骨転移痛を改善する

がん病巣からのサイトカインの放出や、がんの成長を抑制。骨の安定性を高めるため、骨転移痛にも効果が得られる。侵襲性が低いのも利点。

放射線治療の効果のめやす	
疼痛緩和率➡	72〜74%
疼痛消失率➡	28〜30%
開始〜効果発現の時間➡	3〜4 週間
開始〜疼痛増悪の期間➡	5〜6 か月

（『がん看護セレクション　がん疼痛マネジメント』林 章敏編、2012、学研メディカル秀潤社より引用）

II 経皮的椎体形成術（PVP）

予後が長く望める患者にとくに適している

腫瘍で融解した骨の腔に骨セメントを注入し、骨安定性を高める。有効性は高いが、侵襲的で、適応に制限がある。

> 骨の融解でできた空間にセメントを入れる

III 神経ブロック

神経の破壊や薬の効果で痛みの伝達をブロックする

痛みの部位や、内臓痛か体性痛かなどの性質により、適した方法を選択。全身状態が良好なうちにおこなうのが望ましい。

> 会陰部・肛門部には脊椎・くも膜下フェノールサドルブロックが有効

代替・補完療法で、下行性疼痛抑制系を弱める

苦痛緩和には薬物療法だけでなく、日常的なケアや環境整備も欠かせない。

痛みにかかわるさまざまな要因

痛みの閾値は負の感情、感覚により低下し、快の感情と感覚で上昇する。

痛みの閾値を下げる因子 ✕

怒り　不安　倦怠　抑うつ　不快感
深い悲しみ　不眠→疲労
症状についての理解不足
孤独感、社会的地位の喪失

痛みの閾値を上げる因子 ○

不安の減退　緊張感の緩和
気分の高揚　他の症状の緩和
感情の発散、カウンセリング　睡眠
説明　人とのふれあい　創造的な活動

（『トワイクロス先生の緩和ケア―QOLを高める症状マネジメントとエンドオブライフ・ケア』武田文和・的場元弘監訳、医学書院、2018より引用）

下行性疼痛抑制系のしくみ

下行性疼痛抑制系の促進因子

精神集中　リラックス　睡眠　抗うつ薬などの鎮痛補助薬

中心灰白質（ちゅうしんかいはくしつ）

下行性疼痛抑制系（かこうせいとうつうよくせいけい）

脊髄後角（せきずいこうかく）

下行性疼痛抑制系は、脳幹の中心灰白質から脊髄後角に投射される、痛みの信号を抑制する神経系。リラックスすると活性化し、痛みが伝わりにくくなる。

痛みを感じたときのケア

マッサージ

筋緊張をやわらげ、リラックスしてもらう
心地よい感覚、筋緊張の緩和によって、発痛物質の産生などが抑えられる。免疫細胞の産生が増えるという報告も。あまり強く押さず、患者が心地よく感じる程度の強さでおこなう。

温罨法（おんあんぽう）

ホットパックを常備しておき、皮膚にあてる
ホットパックなどで体を温め、血行を促進。筋緊張緩和による拘縮（こうしゅく）予防効果や、腹部・腰部では便秘の改善も期待できる。ただし外傷や炎症のある部位、放射線治療後の皮膚にはNG。

気分・注意の転換

会話や散歩などで、体の痛みから気をそらす
家族や看護師がそばに寄り添い、痛み以外の会話をするだけでも安心が得られ、痛みから注意がそれる。散歩やレクリエーションなど、気分転換となる活動もできるだけとり入れる。

アロマセラピー

香りだけでも、マッサージと組み合わせてもOK
看護師がおこなう場合は、精油の効果よりも、心身のリラックス効果が目的。不安や緊張の軽減につながる。患者が好む香りを選んで、芳香浴や足浴、温湿布、マッサージなどに使う。

音楽療法

気分転換だけでなく、感情表出にも役立つ
音楽には、過去の記憶をよみがえらせ、現在の苦痛をまぎらわせる力がある。本格的な音楽療法は音楽療法士がおこなうが、レクリエーションとしての音楽会でも十分に効果的。

ポジショニング

その人にとっての楽な姿勢を把握する
患者にとって楽な姿勢で過ごしてもらう。ただし同一体位による褥瘡に注意し、スキンケアなどの対策を。体位変換は2人以上でおこなうなど、身体的負担を減らす工夫も大切。

悪液質で食欲が低下し、やせていくケースが多い

「がん悪液質」という代謝障害が原因で、食欲が低下し、やせていくケースが少なくありません。
ほかにも消化管閉塞、消化管の蠕動運動の低下などが、食欲低下の原因となります。

がんの進行とともに食欲低下、体重減少が起こる

がん患者の食欲低下の原因としてもっとも多いのが、がん悪液質。がん患者に起こる特有の代謝障害で、「食欲不振・悪液質症候群」ともよばれます。骨格筋組織の減少、食欲不振、体重減少などが特徴的な症状です。

がん悪液質でやせていくようすは、そばで見ている家族を不安にさせます。「何とかして食べさせたい」と躍起になる家族も多いもの。しかし、がん悪液質は多因子によるもので、栄養療法だけでは改善は見込めません。

六君子湯やステロイドなどで食欲亢進を試みる

予後が比較的長ければ、食欲亢進を期待して薬物療法を試みます。六君子湯などの漢方薬や、吐き気止めのメトクロプラミドなどです。抑うつ症状もあるときは、抗精神病薬のスルピリドが適しています。予後が1〜2か月なら、ベタメタゾンやデキサメタゾンなどのステロイド薬を検討。女性ではホルモン製剤のメドロキシプロゲステロンも効果的です。

ただし薬だけで改善することはむずかしく、食事の工夫も欠かせません（→ P54）。

全身性の炎症などで、悪液質に。体重も減っていく

炎症性サイトカインの増加などが原因で、がん悪液質が進行していく。早期に介入することが重要。

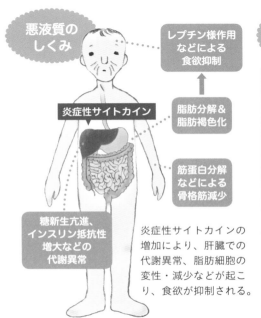

悪液質のしくみ

レプチン様作用などによる食欲抑制

脂肪分解＆脂肪褐色化

炎症性サイトカイン

筋蛋白分解などによる骨格筋減少

糖新生亢進、インスリン抵抗性増大などの代謝異常

炎症性サイトカインの増加により、肝臓での代謝異常、脂肪細胞の変性・減少などが起こり、食欲が抑制される。

悪液質のステージ分類

EPCRC（European Palliative Care Research Collaborative）による分類。悪液質の全段階で、集学的治療が推奨されている。

ステージ	がん悪液質		
	前悪液質 pre-cachexia	悪液質 cachexia	不応性悪液質 refractory cachexia
介入	集学的な早期介入が必要とされる （薬物／運動／栄養／心理療法など）		緩和的治療を主体とする
臨床的特徴	◆過去6か月間の体重減少 ≦5% ◆食欲不振・代謝異常	◆経口摂取不良／全身性炎症をともなう	◆悪液質の症状に加え、異化亢進し、抗がん治療に抵抗性を示す ◆PS不良（3または4） ◆予測生存期間 ＜3か月
診断基準		①過去6か月間の体重減少＞5% ②BMI＜20、体重減少＞2% ③サルコペニア、体重減少＞2% 上記①②③のいずれか	

（「Definition and classification of cancer cachexia: an international consensus.」Fearon K, et al. The Lancet Oncology vol.12 (5)：489-495，2011 より作成）

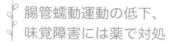

消化管が閉塞し、物理的に食べられないことも

消化管閉塞によって、食欲が低下することもよくあります。消化管閉塞には、蠕動運動障害などの「機能的腸閉塞」と、腫瘍の増大・浸潤によって消化管が狭窄する「機械的腸閉塞」があり、とくに婦人科系のがん、消化器系のがんでは機械的腸閉塞に注意。手術療法や薬物治療、衰弱などもその一因です。

食道、胃、小腸、大腸などどの部位でも発生し、食物が通過できずに腹痛や嘔吐、悪心を生じます。これが食欲低下の原因です。

原疾患の治療は困難ですが、不完全閉塞や一時的閉塞の場合は、薬物療法が有効なことも。薬物療法で対処できない完全閉塞時には、下図の処置や手術を検討することもあります。

腸管蠕動運動の低下、味覚障害には薬で対処

消化管の蠕動運動低下で、食欲が低下することもよくあります。とくにオピオイド使用時は、小腸の蠕動運動が抑制され、腸閉塞を起こす危険もあります。このため、オピオイド使用時は緩下剤を使用するのが原則です。

内服が困難な場合にはパンテチン製剤やメトクロプラミドを点滴します。ただし、完全な消化管閉塞の場合、下剤は禁忌です。

味覚障害で食欲低下を起こしている場合には、亜鉛が有効です。胃潰瘍の薬であるポラプレジンクも効果的。亜鉛が含まれるため、2週間ほどの服用で亜鉛の血中濃度が上がり、味覚障害が改善することがあります。このほかに、ノベルジンという亜鉛製剤もあります。

消化管閉塞時は、ステントやドレナージをまず検討

患者にとって負担となることもあり、本人の希望、予後と全身状態を考えたうえで検討を。

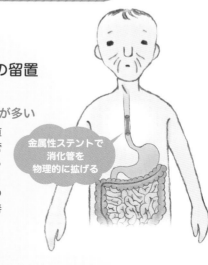

消化管ステントの留置

食道や直腸などは、ステントで改善することが多い

食道、胃、十二指腸、大腸、直腸などでは、閉塞した消化管をステントで物理的に拡げる治療が効果的。自己拡張型メタリックステント(SEMS)の効果が高く、80〜100%の改善率が報告されている。

金属性ステントで消化管を物理的に拡げる

経鼻胃管チューブ (NGチューブ)の挿入

予後が長くないときには最善の選択肢

即効性があり、短期的には有用。ただし長期に及ぶと、鼻粘膜や咽頭のびらんなどで苦痛を生じやすい。留置時は、バッグを低い位置に固定し、チューブの閉塞、胃液の色調変化などがないかをチェック。

ストーマ(人工肛門)の造設

予後が3か月以上あれば、手術も選択肢となる

腸閉塞の場合、「全身状態が良好」「閉塞箇所が1〜2か所にかぎられる」などの条件にあてはまれば、人工肛門造設術をおこなうことも。終末期におこなうことは多くないが、予後が3か月以上あれば、検討の余地はある。

食べるための工夫とともに、無理をさせない配慮を

食欲が低下しているときは、食べられるものを、少量だけでも食べてもらうようにします。そばで見ている家族が不安になることも多く、家族を安心させる声がけ、説明も大切です。

好きなもの、食べたいものを少量でも楽しんでもらう

悪液質などで食事がとれなくなってきた人は、無理に食べさせたりせず、本人が食べたいものを食べやすく提供することを考えます。

食欲が低下していると、驚くほど少ししか食べられないこともありますが、エネルギー量や栄養バランスは二の次。少しでも食べられることを優先し、「おいしかった」と満足してもらえるように努めます。

食欲が低下した患者は一般に、のど越しがよく、ひんやりしたものを好みます。茶碗蒸しやプリン、ゼリー、アイスやシャーベットを勧めてみましょう。聖路加国際病院の緩和ケア病棟では、かき氷器を用意しており、かき氷にカルピスをかけたものなどが人気です。

消化管閉塞の場合も食事を味わうことはできる

消化管閉塞などで、器質上食べられない人にも、食事を楽しんでもらう工夫が必要です。

腸管が完全閉塞している場合も、NGチューブで減圧していれば、ジュースやペースト状の食事を楽しめます。

食道から下の閉塞では、嚥下（えんげ）はできないものの、咀嚼（そしゃく）は可能。好きな料理を口に入れて咀嚼し、飲み込まずに出せば、味わう楽しみが得られます。飲酒OKの緩和ケア病棟なら、お酒とおつまみを味わうこともできます。

誤嚥（ごえん）が原因で食べられない人にも、食べる楽しみを完全に奪わないことが大切。本人、家族の希望があれば、抗生物質でリスクを抑えながら食べてもらう方法もあります。

"食べられない" ことへの、家族の不安をやわらげる

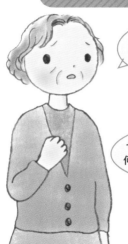

今朝もほとんど食べられなかったし……

このままじゃどんどん弱っていっちゃうと思うんです

せめて高カロリー輸液とか、何かできないんでしょうか？

アイスとかプリンとか、喜んで食べてくれるものを食べさせてあげてください

不安が強まり、"何とかして食べさせたい" と必死になる家族も多い。多くの栄養素やエネルギーがなくても心配いらないことを説明したうえで、患者が喜ぶものを差し入れてもらう。

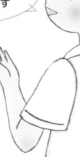

いまは体が省エネモードだから、少量でも大丈夫なんです

輸液を消化・吸収できる状態ではなく、かえって負担になってしまうし……

食欲、食べやすさ、嚥下機能に応じた食形態を選ぶ

下図は、聖路加国際病院緩和ケア病棟の例。食欲が低下した患者のために、
「ハーフ」「ミニ食」を用意している。

フル食

食べる力があれば、普通食を通常の量で
食欲低下、嚥下障害などの問題がなければ、
1800kcal 程度の普通食を。かみごたえのある
ものを食べることも、咀嚼力維持に役立つ。

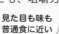

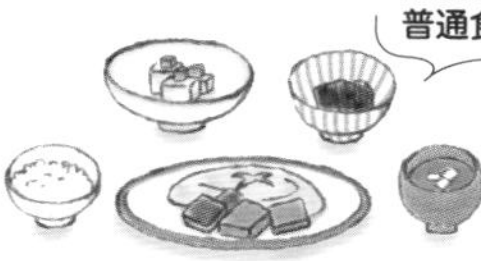

見た目も味も
普通食に近い

セミソフト食

咀嚼や嚥下に困難が出てきたときに
フル食よりややややわらかく、箸やスプーンで
切れる。種類や品数はフル食と同じだが、咀
嚼力が低下した人でも無理なく食べられる。

ソフト食

1 品ずつきれいに成型されている
セミソフト食よりさらにやわらかく、舌と口
蓋で容易に押しつぶせる。咀嚼力が低下した
患者、嚥下障害のある患者に適している。

刻み食

嚥下機能はあるが、咀嚼が困難な人に
食材をこまかく刻み、咀嚼力が低下した人で
も食べやすくしたもの。ただし嚥下障害のあ
る患者では、誤嚥しやすいため避ける。

ペースト食

メニューの説明をしながら食べてもらう
咀嚼ができない人向けに、1 品ずつペースト
状にしたもの。見た目ではメニューがわから
ないため、説明をして、味を感じてもらう。

リキッド食 (A/B/C)

経腸栄養剤で栄養を補ってもいい
食べる力が著しく低下した人、NG チューブ
使用例などでは、液体食を。重湯、すまし汁
などのほか、経腸栄養剤も含まれる。

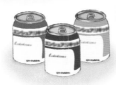

+

ハーフ

**少量ずつなら
負担になりにくい**
フル食などを全品半量ず
つ、きれいに盛りつけた
もの。残さず食べられて
精神的負担が少ない。

潰瘍食

**繊維質などを控えめにした
消化のよい食事**
消化管潰瘍がある患者の
ために、固いものや繊維
質、刺激物を控えめにし
たメニュー。

ミニ食

**麺やサンドイッチなど
好きなものを少しだけ**
〝麺なら食べられる〟とい
う患者もいる。少量の麺
やサンドイッチなどを、
毎日日替わりで提供。

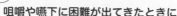

味覚障害があるときは、味つけやだしの濃さにも工夫

味覚障害には、味覚が感じられない「味覚
減退」や、何を食べても同じ味がする「味覚
消失」、不快な味がする「味覚錯誤」、苦みな
ど味覚が変調する「味覚異常」があります。

亜鉛補給で改善すればいいのですが、むず
かしい場合は、食事の工夫で対処。栄養士と
連携して、食欲を刺激する食事メニューや味
つけを考えます。

味覚減退や消失には、香辛料や調味料での
調節が効果的です。また、だしを濃くすると
香りがしっかりとたち、うまみも感じられ、満
足感が得られます。ドレッシングやピクルス、
レモンなど酸味の強いもので味にメリハリを
加えたり、新鮮な果物などでさっぱりした感
覚を与えたりするのもいいでしょう。

苦味を感じやすい患者には、肉や魚をマリ
ネにしたり、冷やした料理を提供します。水
分を多めにとってもらうことも大切です。

本人、家族に口腔ケアの方法を覚えてもらう

口腔内のトラブルが、食欲低下につながることもあります。とくにがん患者では口腔環境が悪化しやすく、口腔内感染症も起きやすいもの。1日3回の口腔ケアを徹底しましょう。

1日3回の口腔ケアでおいしく食べる力を保つ

多くのがん患者が、口腔トラブルを一度は経験しています。化学療法や放射線治療を受けている人では、副作用で口渇、口内炎、口腔内感染症などが起きます。積極的治療を中止した終末期の人も、唾液分泌の減少、るい痩による義歯不適合などに悩まされます。

このような状態では、食事を味わうことはできません。経口摂取ができなくなれば、唾液分泌量も低下し、口腔内の状態がますます悪くなります。1日3回の口腔ケアを徹底し、口腔内のトラブルを予防することが重要です。

マイクロアスピレーションによる誤嚥性肺炎を防ぐ

口腔内での菌の繁殖は、誤嚥性肺炎の原因にもなります。あきらかな〝むせ〟がある人はもちろん、そうでない人にも注意が必要。「マイクロアスピレーション（不顕性誤嚥）」といって、少量の唾液が、無意識のうちに気道に入ることも多いためです。そのため、胃瘻を造設していて、口から食事をとっていない患者でも、毎日の口腔ケアは欠かせません。

また、とくに菌が繁殖しやすいのは就寝中です。起床後は、うがいをしてもらってから朝食にし、菌が気道に入り込むのを防ぎます。

がん患者ではとくに、口腔内のトラブルが起きやすい

化学療法や放射線治療中の患者、口腔がん患者ではとくに、トラブルが起きやすい。

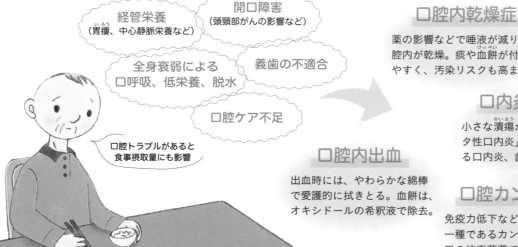

経管栄養（胃瘻、中心静脈栄養など）
開口障害（頭頸部がんの影響など）
全身衰弱による口呼吸、低栄養、脱水
義歯の不適合
口腔ケア不足
口腔トラブルがあると食事摂取量にも影響

口腔内乾燥症
薬の影響などで唾液が減り、口腔内が乾燥。痰や血餅が付着しやすく、汚染リスクも高まる。

口内炎・歯周炎
小さな潰瘍ができて痛む「アフタ性口内炎」、化学療法などによる口内炎、歯周炎が代表的。

口腔内出血
出血時には、やわらかな綿棒で愛護的に拭きとる。血餅は、オキシドールの希釈液で除去。

口腔カンジダ症
免疫力低下などにより、真菌の一種であるカンジダが繁殖。経口の抗真菌薬で治療する。

予防的ケアと治療的ケアで、"食べる力"を保つ

口腔内を清潔に保つことは、食べる意欲の維持、味覚異常の予防につながる。

予防的ケア

朝昼晩の食後にケアを実施。自分でできる人には、ブラッシングとうがいを通常どおりおこなってもらう。

I ブラッシング

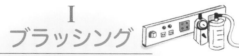

口腔内を湿らせて、吸引をくり返しながらおこなう

口腔粘膜を傷つけないよう、スワブで口を湿らせてからブラッシング。再び加湿してブラッシングすることを、何度もくり返す。誤嚥を防ぐため、口腔内の汚染水はこまめに吸引。

II 口腔内保清

湿らせたスワブで粘膜や舌の汚れをとり除く

スワブに水を含ませ、口蓋粘膜、頬粘膜、口腔前庭、歯茎などにあて、やさしく転がしながら清掃。スワブは水洗いしながら使う。口腔内が出血しやすい人には、やわらかめの綿棒で。

III 保湿

ジェルタイプ、スプレータイプの保湿剤を最後に使う

口腔用保湿剤で口腔内全体を潤す。ジェルが硬いままだと口腔粘膜を傷つけやすいため、ゆるめてから薄く塗る。スプレータイプも便利。乾きやすい口唇にはワセリンなどを薄く塗る。

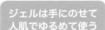
ジェルは手にのせて人肌でゆるめて使う

治療的ケア

開口障害、義歯不適合などは専門家に治療してもらう

口腔ケア時には、開口障害の有無もチェック。あごの痛みなどがあれば、口腔外科医に治療してもらう。
義歯を装着している患者では、咬合異常がないか、口腔粘膜が傷ついていないかも確認を。問題があれば歯科医に相談し、毎日のケアについてもアドバイスしてもらう。

こんなときは口腔外科医、歯科医に相談を！

- ☑ 口を開けにくく、ケアが十分できない
- ☑ 義歯が合っておらず、咀嚼に支障が出ている
- ☑ 歯周炎やう蝕、それによる動揺歯がある
- ☑ 歯肉や粘膜の出血、潰瘍などがある
- ☑ 歯石がこびりつき、ブラッシングでは対処できない

など

がん治療の影響で
悪心・嘔吐に悩まされやすい

悪心・嘔吐はとても不快な症状。QOL を著しく低下させます。まずは治療早期〜中期に多い、化学療法中の悪心・嘔吐について見てみましょう。抗がん剤ごとの催吐リスクに応じて対処するのが基本です。

治療中の段階では、化学療法による悪心・嘔吐が多い

悪心とは、自律神経への刺激により、消化管内容物を吐き出したくなる主観的症状。「顔面蒼白」「冷汗」「頻脈」など、その他の自律神経症状をともないます。一方の嘔吐は、脳幹にある嘔吐中枢への刺激から、消化管の内容物を吐き出す行為をさします。いずれも、がん患者には非常によく見られる症状です。

治療の早期〜中期では、化学療法がおもな原因。薬の副作用のほか、不安感、年齢、性別など、多くの要因が関係します。リスクをできるだけ予測して化学療法を進めること、制吐薬を確実に使ってもらうことが重要です。

化学療法による悪心・嘔吐には、3つの発現パターンがある

治療による悪心・嘔吐への対策は必須です！

"悪心・嘔吐のリスクを予測できるか" "どのタイミングで発症するか" によって、3つのパターンに分けられる。

I 予測性の悪心・嘔吐

リスクファクター
- 若年〜中年 (50 歳未満)
- 治療への不安
- 治療後の疲労感など
- 乗り物酔いのしやすさ など

化学療法実施前に生じる、悪心と嘔吐。化学療法2〜3クールのタイミングで起きやすい。以前の化学療法の苦痛、強い不安感などが引き金に。

II 急性の悪心・嘔吐

リスクファクター
- 閉経前の女性
- 若年〜中年 (50 歳未満)
- がんの進行
- 多量のアルコール摂取歴
- 疲労・痛み
- PSの低下
- 腸閉塞などの合併症 など

抗がん剤投与後数分〜数時間後に始まり、24 時間ほど続く。抗がん剤の催吐リスクに応じて起こるため、予防的対処がある程度可能。

III 遅発性の悪心・嘔吐

リスクファクター
- がんによる消化管閉塞
- 便秘
- 痛みのコントロールが不十分
- 頭蓋内圧亢進
- 前庭器官の障害 など

抗がん剤の代謝産物が中枢神経や消化管に作用し、強い悪心が生じる。化学療法投与後24 時間後〜6 日目ごろまで続くことがある。

悪心・嘔吐のリスクが高い抗がん剤では、とくに注意を

催吐リスクが高い薬で治療しているときは、制吐薬の使用をはじめ、悪心・嘔吐へのケアが必須。

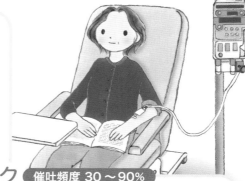

注射薬

高度リスク　催吐頻度＞90%

- ◆AC療法：ドキソルビシン＋シクロホスファミド
- ◆EC療法：エピルビシン＋シクロホスファミド
- ◆イホスファミド（≧2g/m²/回）
- ◆エピルビシン（≧90mg/m²）
- ◆シクロホスファミド（≧1500mg/m²）
- ◆シスプラチン
- ◆ストレプトゾシン
- ◆ダカルバジン
- ◆ドキソルビシン（≧60mg/m²）

高度リスク、中等度リスクに分類される薬剤が多くある。メトクロプラミドなどの制吐薬で対策を。

中等度リスク　催吐頻度30〜90%

- ◆アクチノマイシンD
- ◆アザシチジン
- ◆アムルビシン
- ◆イダルビシン
- ◆イノツズマブ オゾガマイシン
- ◆イホスファミド（<2g/m²/回）
- ◆イリノテカン
- ◆インターフェロン-α（≧10million IU/m²）
- ◆インターロイキン-2（>12〜15million IU/m²）
- ◆エノシタビン
- ◆エピルビシン（<90mg/m²）
- ◆オキサリプラチン
- ◆カルボプラチン
- ◆クロファラビン
- ◆三酸化ヒ素
- ◆シクロホスファミド（<1500mg/m²）
- ◆シタラビン（>200mg/m²）
- ◆ダウノルビシン
- ◆テモゾロミド
- ◆ドキソルビシン（<60mg/m²）
- ◆トラベクテジン
- ◆ネダプラチン
- ◆ピラルビシン
- ◆ブスルファン
- ◆ベンダムスチン
- ◆ミリプラチン
- ◆メトトレキサート（≧250mg/m²）
- ◆メルファラン

経口薬

高度リスク　催吐頻度＞90%

- ◆プロカルバジン

中等度リスクに分類されるものが多い。
多剤併用時には、催吐リスクがもっとも高い薬に合わせて対策を。

中等度リスク　催吐頻度30〜90%

- ◆イマチニブ
- ◆エストラムスチン
- ◆クリゾチニブ
- ◆シクロホスファミド
- ◆セリチニブ
- ◆テモゾロミド
- ◆トリフルリジン・チピラシル
- ◆パノビノスタット
- ◆ブスルファン（≧4mg/日）
- ◆ボスチニブ
- ◆ミトタン
- ◆レンバチニブ
- ◆ナベルビン

（「制吐薬適正使用ガイドライン【第2版】一部改訂版 ver2.2」日本癌治療学会、2018より一部引用）

オンコロジーナースとも連携し QOLが低下していないかチェック

　悪心・嘔吐は非常に不快な症状です。とはいえ、副作用をおそれて適切な治療ができなかったり、制吐剤を過剰に投与したりすることは避けなくてはなりません。一方、治療のためという思いから、患者が必要以上に不快感を我慢すると、QOLが低下して抑うつ状態に陥ることも。ひとりひとりの患者の苦痛をよく理解したうえで、適切な制吐療法をおこなうことが重要です。緩和ケアにかかわる看護師は、症状のアセスメントとともに、制吐薬を適正に使用できているかを確認します。

　化学療法に直接かかわる、オンコロジーナースとの連携も必須。それぞれが聞いた患者の訴えとともに、ケア内容の共有に努めます。

進行がんの６割に悪心が現れる

進行がん患者では、オピオイドなどの薬剤による悪心・嘔吐が多く見られ、制吐剤などでの対処が必要です。ほかにも、消化管閉塞や頭蓋内圧亢進などが原因として考えられます。

悪心・嘔吐の原因は何？ 薬剤を中心にチェックする

進行がん患者は悪心・嘔吐に苦しむことが多く、約60％に悪心、約30％に嘔吐が見られます。代表的な原因は薬剤です。オピオイド使用中は、薬剤による副作用をまず疑います。

とくにモルヒネやオキシコドンなどでは頻度が高く、要注意です。

ただし、消化器系の症状や中枢神経系の問題で、悪心・嘔吐が起こることもよくあります。複数の要因で発症することもあり、関連する症状を広くチェックすることが大切です。

悪心・嘔吐には、おもに３つの原因がある

これらの要因のほか、全身衰弱によって
悪心・嘔吐が起きることもある。

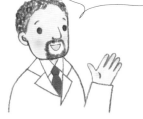

とくに多いのが
薬剤の影響です

I 化学的な要因

薬剤 ◆オピオイド ◆抗がん剤 ◆NSAIDs ◆ジゴキシン（強心薬） ◆抗菌薬

合併症 ◆高カルシウム血症 ◆低ナトリウム血症 ◆ケトアシドーシス ◆腎不全 など

薬剤などが、第四脳室後部にある「化学受容器引金帯（CTZ）」を介して、嘔吐中枢（VC）を刺激。オピオイド投与患者の約40％に発現する。オピオイド開始時や増量時はとくに注意。

化学受容器引金帯（CTZ）

嘔吐中枢（VC）

消化管
◆セロトニン（5-HT_3）
◆ニューロキニン１（NK_1）

内耳前庭
◆ムスカリン（M）
◆ヒスタミン（H_1）
◆オピオイド

II 消化器系の要因

消化管運動の問題
◆腹水 ◆肝腫大 ◆腹部腫瘍
◆便秘・下痢 ◆腸閉塞

関連する病態
◆消化性潰瘍（しょうかせいかいよう） ◆胃炎・腸炎 など

腹水、肝腫大、腫瘍などによる消化管運動の異常、便秘や腸閉塞など。消化管に消化液や食物が貯留し、悪心・嘔吐を起こしやすくなる。消化性潰瘍なども、食物が胃に貯留しやすく、悪心・嘔吐の原因となる。

III 中枢神経系の要因

頭蓋内圧亢進 ◆脳腫瘍 ◆脳浮腫
心理的要因 ◆痛み ◆恐怖 ◆不安
前庭への刺激 ◆体動 ◆内耳障害 など

脳腫瘍、脳浮腫、脳出血などによって頭蓋内圧が亢進すると、嘔吐中枢が刺激される。体動や内耳障害で前庭系が刺激され、嘔吐中枢に伝わることもある。そのほか、不安感などの心理的要因も引き金となる。

原因に応じて 制吐剤その他の薬を使う

オピオイドなどの薬剤が原因であれば、まずは、制吐剤での改善を試みます。制吐剤には下図のような種類があり、メトクロプラミドなど、第1段階の薬から使用を開始します。

消化管閉塞が原因なら、腹水改善のための利尿薬、便秘対策として緩下剤を使う方法も。消化管ステント、経鼻胃管ドレナージなどの処置も選択肢のひとつです（→P53）。

頭蓋内圧亢進による悪心・嘔吐には、浸透圧利尿薬やステロイドが検討されます。また、体動時に悪心・嘔吐が起こる場合にはジフェンヒドラミンが、心因性の問題があるときには抗不安薬や抗精神病薬が役立ちます。

めまい、ふらつきなど、 制吐剤の副作用を見逃さない

制吐剤を使う場合は、改善が見られるまで少しずつ増量していきます。改善しなければ第2段階の薬に変薬。さらに増量しても症状改善がなければ、第3段階の薬を検討します。

制吐剤投与時は副作用にも注意を。プロクロルペラジンなどのフェノチアジン系抗精神病薬、オランザピンなどの非定型抗精神病薬では、眠気やふらつきが生じやすくなります。

また、プロクロルペラジンやメトクロプラミドなど、ドパミン D_2 受容体拮抗作用のある制吐剤では、錐体外路症状にも注意が必要です。副作用が強い場合にはすぐ医師に知らせ、別の制吐剤への変薬を検討します。

第一選択薬は D_2 受容体拮抗薬。効かなければステップアップ

メトクロプラミドから開始することが多い。ただし消化管の蠕動運動を亢進させるため、消化管が完全閉塞した患者には使えない。

第1段階

D_2 受容体拮抗薬
- プロクロルペラジン
  （商ノバミン）
- ハロペリドール
  （商セレネース）
- メトクロプラミド
  （商プリンペラン）
- ドンペリドン
  （商ナウゼリン）

＋

オピオイド以外の原因の治療

第2段階

抗ヒスタミン薬
- ジフェンヒドラミン・ジプロフィリン
  （商トラベルミン）
- ジメンヒドリナート
  （商ドラマミン）

or

非定型抗精神病薬
- オランザピン
  （商ジプレキサ）
- リスペリドン
  （商リスパダール）

第3段階

オピオイドスイッチング
⇒P48～

抗コリン薬
- スコポラミン臭化水素酸塩水和物
  （商ハイスコ）

抗不安薬
- ロラゼパム
  （商ワイパックス）

定型抗精神病薬
- レボメプロマジン
  （商レボトミン）

多剤併用療法

その他 （非薬物療法も含む）

ステロイド

ケア （食事・排便・環境・不安への対応など）
⇒P62～

（『がん緩和ケアガイドブック』日本医師会監修、青海社、2008 より作成）

誘発因子の除去、体位調整など 非薬物療法も欠かせない

どんなときに悪心・嘔吐が生じやすいかを把握して、環境調整などで、誘発因子を除去することも大切です。姿勢の改善や心理的なサポートで楽になることもあります。

過剰輸液は悪心・嘔吐のもと。安易な輸液も避ける

悪心・嘔吐のつらさには、薬物治療以外に、日常的なケアも欠かせません。

輸液を投与している患者では、まず輸液量の見直しを。腹水、胸水、浮腫の悪化により、悪心・嘔吐をきたしやすいためです。

過剰な体液貯留を防ぐには、輸液量を500〜1000mL／日に抑えるのが理想的です。がん悪液質などで食事があまりとれない場合も、安易な高カロリー輸液はできるだけ避けるようにします。

悪心・嘔吐の改善につながる方法を、すべて試す

I
誘発因子をとり除く

過剰輸液は NG。香りの強いものも避ける

悪心・嘔吐は個人差が大きい。個別の患者ごとに誘発因子を探り、除去する必要がある。たとえば嗅覚が過敏になっている場合、ボディソープや柔軟剤のにおいで吐き気を催すことも。食事の際も、湯気が立つような温かいものはにおいを感じやすく、悪心・嘔吐を生じやすい。洗髪のケア、食事提供などの日常的なかかわりのなかで、これらの誘発因子を探っていく。

薬を使っても、すっきりとは改善しないことが多い。日常的なケアをできるかぎり試し、悪心・嘔吐の改善をめざす。

II
姿勢を整えて安楽に。体位変換はゆっくりと

おしりをベッドの角にフィットさせ、体をまっすぐに

肝機能が悪化していたり、腹水が貯留したりしている場合、まずは正しい姿勢に整える。腹部への圧迫感が減り、症状が改善することもある。就寝時に、足を軽く挙上する方法も有効。体動が刺激となって悪心・嘔吐が起こる場合は、起床時や体位変換時にゆっくり動いてもらう。

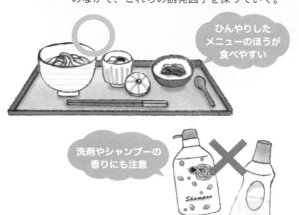

ひんやりしたメニューのほうが食べやすい

洗剤やシャンプーの香りにも注意

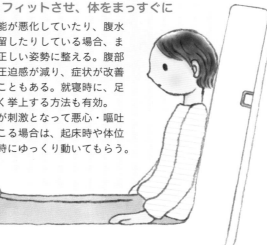

食事は少量ずつ、小分けに。栄養士との連携で、メニューも工夫

悪心・嘔吐が起きにくいように、栄養士に相談し、食事を調整するのもひとつの方法。

基本的には、においの強いものや熱いものは避け、ひんやりした口あたりのいいものを選びます。氷水、レモン水、炭酸水なども口腔内をさっぱりさせてくれます。

一度にたくさん食べると、悪心・嘔吐が起きることもあります。その場合は食事回数を増やし、少量ずつ食べてもらいましょう。通常の食事を減らして、軽食やおやつで栄養を補給する方法もあります。

消化管閉塞であれば、夜だけチューブを入れる方法も

消化管閉塞で胃内容物が滞留し、嘔吐が続く場合には、経鼻胃管チューブの使用を検討します。消化管内を減圧することで、悪心・嘔吐の改善効果が期待できます。

ただし、チューブ挿入による不快感も見逃せません。患者とよく話し合い、挿入したほうが楽である場合にかぎって活用します。不快感が気になる場合は、就寝中だけ入れる方法も。睡眠薬を投与したうえで入眠後にチューブを入れ、起床前に抜くと、苦痛をほとんど感じさせずに悪心・嘔吐を緩和できます。

III 換気をよくして部屋の環境を整える

窓を開けて風を入れ、嘔吐物のにおいをなくす

嘔吐物のにおいがこもらないよう、換気をこまめにおこなう。やや涼しめのほうが心地よく感じる患者も多く、室温設定を低めにしたり、扇風機やうちわで風を送る方法もある。
嘔吐時に備え、清潔なガーグルベースン、ティッシュ類をすぐそばに置くことも忘れずに。

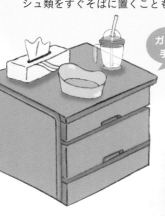

ガーグルベースンなどは手の届きやすい位置に

V 不安を軽くするための心理的サポートを

心因性の嘔吐もある。気持ちのつらさに寄り添って

オピオイド使用への不安、今後の生活にまつわる不安なども、心因性の悪心・嘔吐の引き金に。そばにいて思いを聞くことや、背中をさすって安心感を与えるなどのかかわりも大切。不安があまりに強い場合には抗不安薬などの服用を検討。

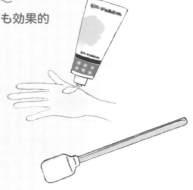

IV 口腔ケア、清潔ケアで不快感を軽減する

レモン水でのうがいなども効果的

口腔内の不快感から吐き気を催すこともある。こまめに口腔ケアをおこない、口腔内をつねに衛生的に保つ。嘔吐後は、嘔吐が治まったのを確認してから、嘔吐物の残渣をとり除く。好みに応じて、氷水やレモン水、炭酸水などで口腔内を潤したり、口腔内洗浄をおこなうのもいい。

オピオイド使用中はとくに、緩下剤で便秘を防ぐ

便秘は、多くのがん患者に生じる不快な症状です。オピオイドの使用中は、必発といってもいいほど。
緩下剤の使用はもちろん、生活環境の調整などで排便コントロールに努めましょう。

オピオイド投与中の患者では8割以上が便秘に悩まされる

オピオイド使用時の便秘は「オピオイド誘発性便秘」とよばれ、8割以上の患者に認められます。しかも、便秘に関しては耐性ができず、長期にわたって便秘に悩まされます。

通常は、オピオイド初回投与時から、継続的に緩下剤を使います。もともと便秘傾向にあった人では、日ごろ使っていた市販薬でもかまいません。ただなかには、緩下剤をいやがって使わない人もいます。そのままほうっておくと、下痢や嘔吐の症状も誘発されるため、服薬指導を十分におこないましょう。

自分でトイレに行けず、介助者がいるときに排便を促したい場合には、坐薬、浣腸、摘便なども選択肢となります。

外来でも病棟でも、まず便の状態をアセスメント

便の回数、性状などを毎日チェック。BSS を使って記録する。もともと便秘傾向にあった患者では、以前の対処法も聞いておく。

日本語版 CAS の項目

- おなかがはった感じ、ふくれた感じはありますか？
- ガスは1日に何回くらい出ますか？
- 直腸に便がたまった感じはありますか？
- 便の回数は？
- 排便時に肛門が痛みますか？
- 便の量は？
- 便の状態は？
- 下痢や、水っぽい便になっていませんか？

そのほかの確認事項

- もともと便秘の傾向はありましたか？
- そのときに使っていたお薬は？
- 排便時の感じは？残便感などはないですか？

BSS（ブリストルスケール）

Type1	Type2	Type3	Type4	Type5	Type6	Type7
コロコロ便	硬い便	やや硬い便	普通便	やややわらかい便	泥状便	水様便

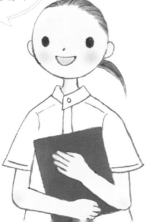

原因を把握し、緩下剤や摘便などで改善をはかる

便秘の原因はおもに3つに分類できるが、複合的な要因による場合も多い。

便秘の
おもな原因

I がんの影響（一次的／二次的影響）

一次的　消化管閉塞
二次的　経口摂取不良　低繊維食
高カルシウム血症　脱水　衰弱／活動性低下
神経系の影響　混乱／抑うつ　排便環境の問題

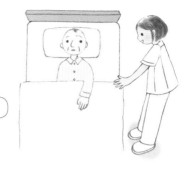

直接の影響としては、消化管閉塞や骨盤神経
叢障害、高カルシウム症などが原因に。がん
にともなう食事量の減少、脱水、虚弱、活動
性低下などで、便秘になることもある。改善
可能な要因は、治療で改善することが大事。

II 薬剤の影響

オピオイド　抗うつ薬（三環系）　抗コリン薬
抗精神病薬　抗てんかん薬　制酸剤
利尿薬　抗がん剤　鉄剤

もっとも多いのがオピオイドによる
便秘だが、三環系抗うつ薬、抗精神
病薬など、脳神経系に作用する薬で
も生じることがある。また、化学療
法での治療中は、抗がん剤の副作用
で便秘を起こすことが多い。

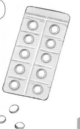

III 併存疾患の影響

糖尿病　甲状腺機能低下症　低カリウム血症
腸ヘルニア　憩室症　裂肛
肛門狭窄　脱肛　痔瘻　腸炎

糖尿病で神経障害が生じている人は、便秘し
やすい。電解質異常、甲状腺機能低下症が原
因の便秘もあり、必要に応じて血液検査を。
肛門狭窄や痔核などの直腸病変がある場合も、
治療で改善をはかる。

薬物治療

オピオイド処方時には
ナルデメジンを使うことが多い

オピオイド投与開始と同時に、緩下剤のナルデメジントシル
酸塩（商スインプロイク）を使用し始める。その他の要因に
よる便秘には、下記の緩下剤も有効。
なお、「食べてないから出ない」という患者もいるが、経口摂取
しなくても便は出ることを伝え、適切な服薬管理につなげる。

――――――― その他の緩下剤 ―――――――

浸透圧性下剤　ラクツロース／ソルビトール／酸化マグネシウムなど
大腸刺激性下剤　センナ／センノシド／ピコスルファートナトリウムなど
上皮機能変容薬　ルビプロストン／リナクロチド
胆汁酸トランスポーター阻害薬　エロビキシバット
その他の治療　消化管運動賦活薬、漢方薬など

日常的な
ケア

摘便・浣腸のほか、
温罨法も役立つ

自力で排便できない患者には、摘便や
浣腸、坐薬などを用いて排泄を促す。患
者の羞恥心、負担感に十分に配慮しな
がらおこなう。
自然な排便を強く望む場合は、
その意思をできるだけ尊重。
ベッドをトイレに近づけ
るなどの環境調整を。その
ほかに、ホットパック
での温罨法や、離床・
体動促進なども
有効。

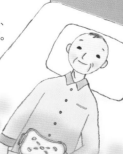

がん治療による下痢、便秘による下痢にも注意

便秘と同様、下痢に悩まされるがん患者も少なくありません。抗がん剤や放射線治療のほか、オピオイド使用中の便秘も、下痢をくり返す原因となります。

早期では化学療法、放射線治療による下痢が多い

治療早期の段階では、がん治療による下痢がもっともめだちます。フルオロウラシル系薬剤やイリノテカンの使用中は、50〜80%の患者に下痢が発現。また、骨盤内放射線治療でも、50%程度の高頻度で下痢を起こします。

緩和ケアでは、慢性的な便秘から下痢を起こす「溢流性便秘（いつりゅうせいべんぴ）」がよく見られます。オピオイドの使用や消化管閉塞などが、その原因。まずは下痢の原因が何か、適切にアセスメントしなくてはなりません。

排便量、水分量ともに増加した状態を「下痢」という

無形便が1日3回以上出るか、1日の便中水分量が200mL以上であれば、下痢と判断できる。

	標準的な排便	下痢
排便量	100〜200g/日	200g/日以上
水分量	100〜200mL/日	200mL/日以上
便中水分量	60〜70%	80%以上
排便回数	2回以下	3回以上

急性の下痢と慢性の下痢では、原因がちがう

2週間以内で終わる急性の下痢か、3週間以上続く慢性の下痢かを、まずはチェック。

急性の下痢

抗がん剤や放射線治療のほか、感染症なども原因となりうる。

薬が原因
化学療法中の場合、殺細胞性薬や分子標的治療薬などが下痢の原因に。緩和ケアでは、マグネシウムやラクツロースなど、緩下剤の過量投与も問題となる。

放射線治療が原因
放射線治療開始後2〜3週間後に、もっとも多く下痢が発現。中止後しばらく続くこともある。

慢性の下痢

以下の要因のほか、糖尿病や甲状腺機能異常などが影響することも。

腫瘍性
大腸がん、膵臓がんなどが原因に。神経内分泌腫瘍では、ホルモンが原因の下痢も見られる。

溢流性（いつりゅうせい）
慢性の便秘や腫瘍で、硬い便が貯留。液状便がその周囲を通過してあふれ出てくる。

術後性
胃や膵臓、胆管の切除、大腸全摘出などの手術の影響で、吸収不良による下痢が生じる。

便失禁してしまうことも。
気持ちに配慮してさりげなくケア

　つらい下痢を改善するには、原因の特定と除去、止瀉剤での治療が先決。そのうえで、食事の見直しや、脱水を防ぐための輸液管理、肛門周囲のスキンケアなどをおこないます。

　なかには、便失禁が原因で緩下剤を飲まなくなったり、肛門の清拭を拒否して皮膚障害を生じる患者もいます。患者の羞恥心や負担感には十分な配慮を。これまでの社会的役割と貢献をねぎらい、今度は私たちにお手伝いさせてください」などの言葉で対応します。

　便失禁してしまっても、「食べたら出るもの。生理的なことですよ」とさらっと声をかけ、便失禁に意識を集中させないようにします。肛門清拭をいやがる人にはあまり無理強いせず、ようすを見ながら手伝うといいでしょう。

吸着薬、収斂薬などのほか、原因に応じた薬を選択

消化管内の有害物質や水分を吸着する「吸着薬」、粘膜を保護する「収斂薬」などが一般的。

吸着薬	天然ケイ酸アルミニウム（商アドソルビン）
収斂薬	タンニン酸アルブミン（商タンナルビン／タンニン酸アルブミン） ビスマス製剤（商次硝酸ビスマス／次没食子酸ビスマス）
抗コリン薬	ブチルスコポラミン臭化物（商ブスコパン）
オピオイド	ロペラミド（商ロペミン） アヘン（商アヘンチンキ）
ソマトスタチンアナログ	オクトレオチド（商サンドスタチン）
整腸薬	ビフィズス菌（商ラックビー） 耐性乳酸菌（商エンテロノン-R） 酪酸菌（商ミヤBM）
抗炎症薬	NSAIDs　コルチコステロイド
漢方薬	半夏瀉心湯（商ツムラ顆粒（14）など

（「便秘・下痢のアセスメントと治療」大坂 巌，月刊薬事 vol.59（3）：529-536，2017 より作成）

悪化を防ぐとともに、便失禁やスキントラブルにも注意

下痢の再発を防ぐとともに、皮膚トラブルなどの二次的障害を防ぐケアをおこなう。

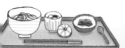

I 消化のよい食事メニューに変更

高脂肪食や乳製品、食物繊維は控えめに

食事では刺激物を避け、野菜スープや重湯などで、まずようすをみる。脱水予防のために、経口補水液や白湯もこまめにとってもらう。重度の下痢なら、絶食して輸液管理を。

II 排便しやすい環境を整える

ベッドをトイレに近づけるなどの対応を

「排泄は最後まで自分で」と望む人も多い。下痢のため、頻回にトイレに行かないといけないときは、ベッドとトイレを近づけるなどして環境を整える。

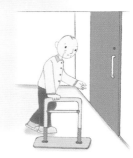

III 肛門周囲のスキンケアをする

洗浄剤で清潔にし、撥水クリームを塗る

微温湯での洗浄にこだわらず、拭き取りタイプの洗浄剤も積極的に活用。洗浄後は撥水クリームなどを塗布。皮膚障害には、パウダー状の皮膚保護剤を使う。

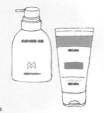

IV 慢性の便秘を防ぐ

オピオイド使用中は緩下剤をきちんと服用

溢流性便秘を防ぐために、日ごろから緩下剤をきちんと使い、便がスムーズに出るようコントロール。硬い貯留便があれば、まずは浣腸や坐薬で排出すること。

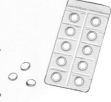

腹水の症状は、本人のつらさに応じて対処

腹水がたまると、腹部圧迫感や倦怠感などで、「何もしたくない」「動くのも苦痛」と感じることも。
根本的な治療がむずかしいぶん、少しでも楽に過ごせるような看護の工夫が必要です。

卵巣がんなどが原因で「悪性腹水」が起こる

悪性腫瘍の影響によって生じる、腹腔内の異常な液体貯留が「悪性腹水」です。

悪性腹水の原因は卵巣がんがもっとも多く、大腸がんや胃がん、膵臓がん、子宮体がん、乳がんなどでも生じます。非悪性腹水の場合は、約8割が肝硬変によるものです。

腹水がたまると、腹腔内圧上昇にともなう腹部膨満感や悪心・嘔吐などの消化器症状のほか、呼吸困難、倦怠感などが生じ、全身の苦痛に悩まされます。

腹部の緊満でつらいときは、薬や穿刺を試みる

つらさには個人差がある。自覚症状に耳を傾け、薬や日常的ケアで苦痛をやわらげる。

腹水にともなう症状

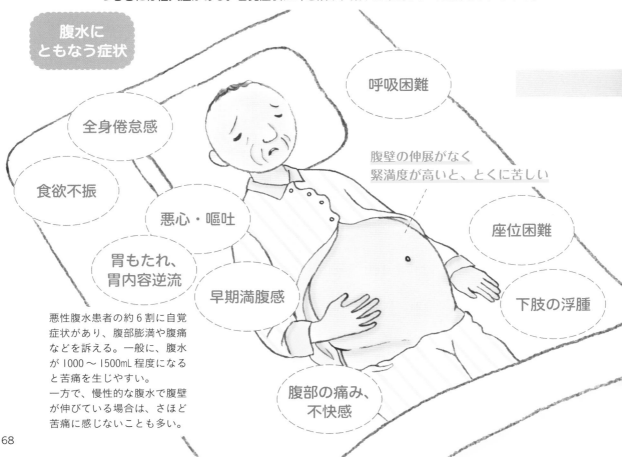

呼吸困難

全身倦怠感

食欲不振

悪心・嘔吐

胃もたれ、胃内容逆流

早期満腹感

腹壁の伸展がなく緊満度が高いと、とくに苦しい

座位困難

下肢の浮腫

腹部の痛み、不快感

悪性腹水患者の約6割に自覚症状があり、腹部膨満や腹痛などを訴える。一般に、腹水が1000〜1500mL程度になると苦痛を生じやすい。
一方で、慢性的な腹水で腹壁が伸びている場合は、さほど苦痛に感じないことも多い。

利尿薬などを試して
効果がなければ、腹腔穿刺を

悪性腹水治療には、確立された標準治療が存在していません。一般的には輸液量の見直しをおこなったうえで、利尿薬を投与します。その後も強い症状が持続する場合には、腹腔穿刺ドレナージをおこないます。

とはいえ、ドレナージで排出しても、腹水は再び貯留します。苦痛の強さと治療の侵襲性を考えて、よく話し合ったうえで実施します。

そのほかに、排出した腹水を中心静脈に還流させる「腹腔静脈シャント」、排出した腹水を濾過・濃縮して戻す「腹水濾過濃縮再静注法（CART）」もありますが、現時点ではエビデンス不十分で、積極的には推奨されません。

1日のうち、部分的にでも
楽に過ごせる時間をつくる

利尿薬による治療や、腹腔穿刺ドレナージをおこなっても、腹水の苦痛を完全に除去することはできません。少しでも安楽な時間を過ごせるよう、ケアの工夫が求められます。

たとえば、夜間だけでも苦痛から解放されるよう、睡眠薬を調整するのもそのひとつです。日中は、ベッドをやや起こし、セミファウラー位にして足を曲げてもらうと、圧迫感がやわらぎます。

離床して外の空気を吸ったり、音楽療法でリラックスするなど、気分転換をはかることも効果的です。入浴も、浮力の影響で苦痛を感じにくく、よいリラクゼーションになります。

治療的ケア

薬物治療

▶ **利尿薬で水分を排泄するほか、**
抗不安薬のジアゼパムも役立つ

非侵襲的な治療として、利尿薬が第一選択となりうる。少量から開始し、脱水に注意しながら徐々に増量する。抗不安薬のジアゼパムが有効なことも。筋弛緩作用により、腹部緊満感の改善が期待できる。

腹腔穿刺ドレナージ

▶ **つらい症状は改善するが、**
効果の持続は10〜14日間前後

腹腔穿刺ドレナージの利点は、効果がすみやかに得られること。ただし持続期間が短いのが難点。大量排液後でも、2週間程度しか効果が持続しない。実施後は循環動態が変化しやすいため、バイタルサインの確認を徹底する。

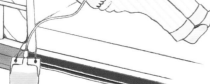

日常的ケア

姿勢の調整

腹部を圧迫しないことが大事。セミファウラー位か、患者が好む姿勢をとってもらう。

睡眠時間の確保

睡眠剤の量、投与のタイミングを調節し、熟睡できるようにする。かけ布団は軽いものに。

衣類・下着の工夫

ガウンタイプのパジャマや浴衣に替えてもらうと、腹部への締めつけがなく楽に過ごせる。

保湿ケア

腹部の皮膚進展により、かゆみや皮膚の損傷が起きやすくなる。ローションなどで保湿を。

水分量の調節

輸液量は1000mL以下をめやすに減量。経口摂取可能な患者でも、水分量は控えめに。

がん関連の倦怠感、治療にともなう倦怠感がある

倦怠感の発症機序は非常に複雑で、コントロールがむずかしい症状のひとつ。原因別ではがんが直接の原因となる「一次的倦怠感」と、それ以外による「二次的倦怠感」があります。

どの病期でも見られるが、とくに終末期に強くなる

倦怠感は、がん患者にとって、頻度の高い症状のひとつです。薬物・放射線治療中の患者のほとんどに見られるほか、無再発の長期生存患者や進行がん患者など、すべての病期に存在します。緩和ケアを受けている患者では、5〜10割が倦怠感を訴えます。

問題は、易疲労性や活動量低下などの身体的倦怠感だけではありません。気分の落ち込みや意欲低下などの精神的倦怠感、集中力の低下などの認知的倦怠感なども影響し、複合的な倦怠感につながっています。

原因は多岐にわたり、たがいに影響していることも多い

倦怠感が起きる機序は複雑です。

がんが直接影響するものは「一次的倦怠感」といい、炎症性サイトカインによるセロトニン調節障害などが原因となります。さらに、がん悪液質や貧血、薬物・放射線療法、感染症などによる「二次的倦怠感」もあります。全身状態の悪化や、腎不全、肝不全、呼吸不全の合併も、二次的倦怠感の原因となります。

いくつもの要因が重なっていることも多いのですが、まずは原因として考えられるものを、ひとつずつ同定していきましょう。

痛み、抑うつ、不眠など、複数の症状がかかわっている

倦怠感を複合的に捉える
Symptom Cluster

痛みなどの身体症状、精神症状との関連も強い。これらを含む一連の症候群として捉える「Symptom Cluster」という概念モデルも提唱され、全体像の理解に役立つ。

単独の症状ではないぶん、治療も容易ではありません

痛み／炎症

抑うつ／不安

疲労（倦怠感）

睡眠障害

がんによる「一次的倦怠感」、その他の「二次的倦怠感」がある

すべては解明されていないが、現時点では、以下の機序で起こると考えられている。

一次的倦怠感

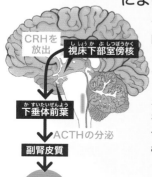

中枢性機序
による倦怠感

セロトニン調節機能や HPA-axis が関与する

炎症性サイトカインによるセロトニン（5-HT）調節障害が、原因のひとつと考えられる。さらに視床下部室傍核から下垂体、副腎系へと伝わるストレス反応（HPA-axis）亢進も引き金となる。

CRHを放出
視床下部室傍核（し しょう か ふ しつぼうかく）
下垂体前葉（か すいたいぜんよう）
ACTHの分泌
副腎皮質
組織のストレス反応

末梢性機序
による倦怠感

筋肉の機能低下で少し動いただけでも疲れる

栄養不良や体重減少だけでなく、骨格筋のエネルギー源「アデノシン三リン酸（ATP）」の産生障害が原因の可能性がある。筋肉の機能が低下し、倦怠感が生じると考えられる。

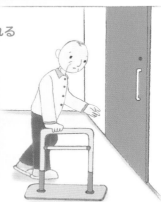

二次的倦怠感

悪液質 による倦怠感

がん悪液質の症状として、疲れやすくなる

食欲低下、筋肉量減少の直接的な影響として疲れやすくなるだけでなく、全身の慢性炎症による「食欲不振・悪液質症候群」（→ P52）の一症状ともいわれる。

貧血 による倦怠感

化学療法が原因で、貧血になることが多い

がん治療中は、化学療法による骨髄抑制や出血、鉄代謝障害や腎機能障害などで、貧血に陥りやすい。とくに血液腫瘍患者では、重度の貧血から疲労倦怠感を生じやすい。腎機能障害など、慢性疾患による貧血も原因となる。

感染症 による倦怠感

サイトカインが放出され、ますますだるくなる

がん患者は免疫機能が低下しやすく、とくにがん治療の最中では、肺炎や尿路感染症などの感染症にかかりやすい。するとサイトカインの放出が促進され、倦怠感を生じる。感染症治療後も、症状がしばらく続くことがある。

抑うつ・不安 による倦怠感

疲労とうつは重なる部分も多い

倦怠感の主症状である易疲労性や集中力低下、睡眠障害はうつ病の症状と重なっており、正確な診断がむずかしい。「持続的な落ち込み」や「好きな活動が楽しめない」といったうつの特徴がないかを確認し、鑑別につなげる。

薬物／放射線治療 による倦怠感

化学療法のほか、オピオイドも原因に

化学療法や放射線治療を受けている患者の7割以上に、副作用としての倦怠感が認められている。がん治療を終えた後も、オピオイドの副作用で倦怠感に悩まされることがある。

内分泌・代謝／電解質異常 による倦怠感

疑わしいときは、一度血液検査を

糖尿病、慢性原発性副腎皮質機能低下症、甲状腺機能低下症などの慢性疾患のほか、電解質異常も原因となる。倦怠感の原因を最初から決めつけず、低 Na 血症、低 K 血症などを疑って、血液検査をすることも大切。

原因をとり除きつつ、ステロイドなどで改善をはかる

倦怠感の症状は、完全になくすことは困難。しかし原因疾患の治療で、よくなることもあります。
原因が明確でない場合も、ステロイド薬などで、少しでも楽になるようにしていきます。

倦怠感の強さはどのくらい？
生活への支障の程度は？

倦怠感のアセスメントでは、下図のように、倦怠感の程度や感じかたを尋ねます。倦怠感の程度は、VAS や NRS などのアセスメントツールを使うといいでしょう。日常生活への支障の程度も、PS（→ P35）で評価します。

がん治療中の患者に倦怠感が生じているときは、抗がん剤使用と放射線照射のスケジュールを、まず確認。倦怠感が出現した時期と照らし合わせ、原因とパターンを推測します。

緩和ケア病棟などに入院している患者では、全身状態、生活状況、倦怠感の発生パターンなどから、原因を推測していきます。

早期からアセスメントをして、有効な薬物治療を探る

アセスメント

外来治療中の患者ではとくに、「どんなときにつらく感じるか」など、生活パターンとの関連を聞きとる。

☑ **倦怠感の程度**は？
身の置きどころのないようなつらさか、「何とかなる」と思える程度か。

☑ **緩和因子＆増強因子**は？
家事、食事、入浴、外出などの活動との関連。どんなときに強まったり、弱まったりするか。

☑ **出現パターン**は？
つらさは1日中同じか。「朝がつらい」「夕方がつらい」など、1日のあいだに変化するか。

☑ **生活への支障の程度**は？
仕事や家事などの活動に支障が出ているか、人と話すのが億劫になっていないかなど。

☑ **感情＆気持ちの変化**は？
強い倦怠感におそわれたとき、不安や落ち込みも強くなっていないかなど。

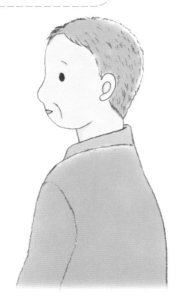

二次的倦怠感では まず原因疾患の治療を

倦怠感の原因は複雑で、治療も容易ではありません。しかし二次的倦怠感については、治療で原因を除去できるものもあります。

貧血もそのひとつ。治療には4〜8週間ほどかかりますが、貧血を改善すれば、倦怠感もやわらぎます。抑うつ状態が強い場合には、抗うつ薬の投与が有効。血液検査で電解質異常が認められれば、その是正をはかります。

一次的倦怠感と考えられる場合、がん悪液質による倦怠感の場合には、ステロイド薬が第一選択です。ステロイド薬は、化学療法中の患者に対する制吐作用もあり、抗がん剤のレジメンにも含まれています。

さらに十全大補湯、補中益気湯などの漢方薬によって、症状が軽減することもあります。

完全にはとり除けないことも 本人・家族に理解してもらう

ステロイドを使用すると、つらい倦怠感が1週間程度で改善されます。ただし、効果の持続期間は限定的。数週間も経つと、効果が得られなくなってきます。潰瘍や口内炎などの副作用のリスクも考えると、使用期間のめやすは1か月程度です。

そのため、とくにQOLを高めたい時期にかぎって、集中して使う方法も推奨されています。たとえば「娘の結婚式に出たい」「孫の入学式に出席したい」といった場合です。

本人や家族には、このような治療効果の限界をきちんと説明し、理解を促しましょう。そのうえで睡眠薬を上手に使ったり、次ページのような日常のケアをおこない、苦痛を少しでもやわらげる努力をしていきます。

薬物治療

ステロイドで治療

効果の持続期間はかぎられるが、有効性は高い

ステロイド薬の効果は、比較試験でもあきらかになっている。試験では8mgの高用量だが、通常はデキサメタゾンまたはベタメタゾンを、1〜4mg/日程度で使うことが多い。

ステロイドの効果が明確に実証された

改善度（FACIT-F得点差）

- プラセボ群: 3.2
- デキサメタゾン群: 9.0

（「Reduction of cancer-related fatigue with dexamethasone: a double-blind, randomized, placebo-controlled trial in patients with advanced cancer.」Yennurajalingam S,et al. Journal of Clinical Oncology vol.31 (25)：3076-3082, 2013 より作成）

睡眠薬で治療

関連する不眠を改善。楽に過ごせる時間をつくる

一時的にでも苦痛から解放されるよう、睡眠のケアを徹底する。ミダゾラムのように、半減期の短い睡眠薬を使うと、日中の活動の妨げになりにくい。
もし妨げになっているようなら、翌日の投与量、方法で調整を。

抗うつ薬で治療

精神的要因もからんでいれば、薬を使う

まずは日ごろのかかわりのなかで、精神症状をよくアセスメント。抑うつ症状に関係した倦怠感であれば、抗うつ薬が有効なことも。服用時は、眠気やふらつきなどが生じていないか、日中のようすをよく見ておく。

漢方薬で治療

十全大補湯などの補剤を試してみる

体力、気力を補うための「補剤」が有効。補中益気湯、十全大補湯などを使うことが多い。顆粒も錠剤もかさがあり、嚥下機能の低下とともに飲みにくくなるので、治療早期の患者に適している。

量が多いためなるべく早期に

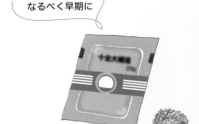

エネルギー温存療法などで
一時的にでも楽な状態に

倦怠感があるときは、日中の過ごしかたを調整し、大切なことにエネルギーを使ってもらうようにします。日々の看護ケアも、患者の負担とならないよう、工夫しておこないます。

ケアの限界を知ったうえで心地よくなれる工夫を試みる

倦怠感が強くなると、ほんの少し体を動かすのもつらく感じます。かぎられたエネルギーの配分のしかたをいっしょに考えましょう。

外来で治療中の患者では、「エネルギー配分療法」が有効です。まずは、日中の活動内容とスケジュールをよく確認。介護制度の活用を含め、負担を減らす方法がないか検討します。

病棟では、「エネルギー温存療法」が役立ちます。清拭などのケアを2人でおこなえば、介助時間が半分程度ですみ、患者の負担を減らせます。人手が足りないときは、「今日は上半身を清拭」「明日は下半身」というように、作業を分ける方法もあります。トイレ歩行が負担になっているようなら、「ほかの大事なことのために、エネルギーを使いましょう」と、ポータブルトイレや床上での排泄を勧めます。

大事なことにエネルギーを使い、疲労を極力防ぐ

かぎられたエネルギーを効率的に配分し、やりたいこと、大切なことができるように活動を調整する。

エネルギー 配分

治療しながら働く人では1日のなかの配分が重要

活動エネルギーの変化を観察し、優先順位の高い活動にエネルギーを配分する。倦怠感が比較的弱く、活動的に過ごせる時間に、どうしてもやりたい活動を優先的に入れる。休息時間をしっかり設けることも大切。優先度の低い活動や、負担となる家事などは、家族や訪問介護員に手伝ってもらう。

仕事のある日は家事をまかせるなどの工夫を

エネルギー 温存

負担をかけるケアを減らすのも、配慮のひとつ

普段の活動をすべておこなおうとせず、1日にすることを少なくしたり、数日に分けておこなったりして、エネルギーを温存する。看護師がケアの時間を短縮したり、身体的負担の少ない方法に変えたりするなどの配慮も必要。終末期にはとくに、活動のあいだに十分な休息時間を入れる。

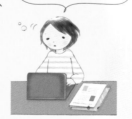

ケアの工夫

排泄にはオムツを使う

ルーティンの清拭など、ケアの回数を見直す

着替えが楽な服に。きれいに着替えなくてもOK

身体的ケアは2人でおこない、時間を短く

安眠、休息の時間を確保する

いくつものケアを試し、その人にとっての "快" を見つける

倦怠感を完全に除去できなくても、日々の看護の工夫で、少しでも安楽に過ごせるようにする。

リラクゼーションの工夫

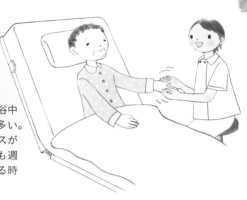

マッサージ

**手足のマッサージで
心地よさを提供**

マッサージは心身をリラックスさせ、痛みや倦怠感の軽減につながる。力を入れず、心地よく感じる強さでおこなう。近くで見守る家族にも、話をしながら、手足を軽くマッサージしてもらうとよい。

入 浴

**浮力によって、
一時的にでも楽になる**

倦怠感や浮腫がある患者も、入浴中は浮力で楽になるという人が多い。寝たまま入れるエレベーターバスがあれば理想的だが、ない場合でも週に1回程度は入浴させ、安らげる時間を提供したい。

下肢の挙上

**枕を入れるなどして、
足を楽にする**

枕やクッションで下肢を挙上すると、足のだるさが軽減される。病院の枕やクッションで適当なものがなければ、市販品をもってきてもらったり、巻いた毛布を足元に置いたりするなどの工夫を。

音楽療法

**痛みと同じく、
注意・気分の転換を**

聖路加国際病院では、緩和ケア病棟内で定期的に音楽会を開催し、多くの患者が車椅子で参加している。全身状態に問題がなければ、外を散歩したり、院内で買い物をすることなども気分転換となる。

家族への説明、安心感の提供

そばにいるだけでも、意味があることを伝える

倦怠感は、見ている家族にとってもつらく、「何もしてあげられない」と嘆く人も多い。患者に寄り添い、声をかけたり体をさすったりするだけでも、安らぎとなることを伝え、安心感の提供に努める。

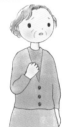

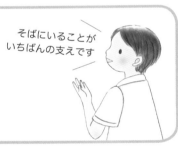

そばにいることが
いちばんの支えです

"何もしない" のが
最良のケアであることも

　看護師は「何をしてあげたら楽になるか」を考えますが、なかには「痛いからほうっておいてくれ」という人もいます。このような場合、何が本人のためなのかという原点に戻って考えましょう。"何もしないことが最良のケア" というケースもあります。その場合、清拭を部分的にしたり、体位変換を必要最低限に留めるなど、負担を最小限に抑えます。ルーティンにこだわらないことが大切です。

終末期の倦怠感は、
一時的であることも伝える

　終末期の倦怠感は、身の置きどころがないほどのつらさになることもあります。肝不全を合併している人では、なおさらです。しかし、そのピークは通常2、3日程度。ピークの後は、日中も眠って過ごす時間が増え、徐々に意識が薄らいできます。

　そばで見ている家族には、「このつらさが続くわけではない」ことを伝え、安心して見守れるようにサポートしてください。

SpO₂にこだわらず、本人のつらさを基準に対処

呼吸困難は、肺がんにかぎらず、進行がん患者の多くに見られます。呼吸不全とは異なり、主観的な症状のため、スケールなどを使って "本人のつらさ" をアセスメントします。

呼吸困難の症状は、「発生」「認知」「表出」の3段階で起こる

呼吸困難は、"呼吸時に苦痛や不快感がある" という主観的な症状のこと。低酸素血症などの「呼吸不全」とは異なります。

呼吸困難は、化学受容器や呼吸中枢で「発生」し、大脳で「認知」されます。認知には、不安などの精神的要因が影響。さらに、呼吸困難感を訴える「表出」段階では、信仰や文化的背景も関係します。その意味でも客観的評価はむずかしく、主観的なつらさをていねいに聞くことが重要です。

呼吸困難と、呼吸不全を分けて考える

呼吸困難は主観的症状で、呼吸不全は客観的症状。呼吸不全がなくても、呼吸困難のつらさには十分な対応を。

呼吸困難
呼吸時の不快な感覚。

主観的症状で評価する

呼吸不全
$PaO_2 \leq 60Torr$ の低酸素血症。

客観的数値で評価する

胸部のがんや治療関連要因で、呼吸困難が生じる

がんそのものの影響のほか、治療内容、基礎疾患などを確認し、関係する要因を探る。

がん関連 の要因

局所的な要因
- ◆原発性・転移性肺腫瘍の増大
- ◆悪性胸水、悪性心嚢水
- ◆がん性リンパ管症
- ◆気道閉塞・狭窄
- ◆肺炎
- ◆気胸

全身性の要因
- ◆呼吸筋疲労、がん悪液質による胸郭運動不良
- ◆貧血
- ◆発熱
- ◆腹水、便秘などによる横隔膜挙上　　など

全身状態が悪化するほど、起きやすくなる

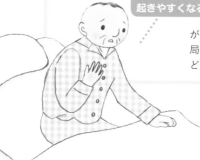

がん患者の呼吸困難には、心肺の局所的要因によるものと、貧血など全身状態によるものがある。

がん治療関連 の要因
- ◆手術療法（肺葉手術、片肺切除術）
- ◆化学療法（薬剤性肺障害、心毒性含む）
- ◆放射線療法（放射線性肺臓炎、心膜炎含む）
- ◆貧血
- ◆ステロイドミオパチー（筋症）　　など

分子標的薬などの抗がん剤で、薬剤性肺障害を生じることも少なくない。

がん以外 の要因
- ◆肺疾患（COPD、気管支喘息、間質性肺炎など）
- ◆心疾患（うっ血性心不全、不整脈、肺血栓塞栓症）
- ◆不安、抑うつ、精神的ストレス
- ◆パニック発作　◆神経筋疾患　　など

COPD（慢性閉塞性肺疾患）、心不全などの基礎疾患も大きな要因となる。

がんや併存疾患で、慢性咳嗽が起きることも多い

がん関連 の要因

◆ 気管・気管支の腫瘍
◆ 肺実質への浸潤
◆ 胸膜病変
（がん性胸膜炎、悪性胸膜中皮腫）
◆ がん性心膜炎
◆ 縦隔病変　　◆ がん性リンパ管症
◆ 誤嚥（頭頸部腫瘍、気管食道瘻、声帯麻痺）
◆ 放射線治療後の肺線維化
◆ 化学療法による肺線維化
◆ 肺炎
◆ 微小血栓　　など

気管支腫瘍病変や肺実質への浸潤のほか、腫瘍による気道閉塞、肺炎、治療による薬剤性障害などが原因となる。

慢性咳嗽をともなうことも多く、食欲低下、頭痛、嘔吐などの不快症状で QOL が低下しやすい。

がん以外 の要因

◆ 心不全　◆ 気管支喘息、咳喘息
◆ 慢性気管支炎　◆ 気管支拡張症
◆ 後鼻漏症候群　◆ 胃食道逆流症
◆ 感染後咳嗽　◆ ACE 阻害薬などの薬剤性
◆ 好酸球性肺炎　　など

がん以外で起こるケースも少なくない。呼吸器疾患の既往、胃食道逆流症などの併存疾患、薬の影響がないかなどをよく確認する。

🎋 **がん患者の約半数に起こる症状。とくに終末期には顕著**

　呼吸困難はがん患者の約半数に見られますが、原因はがんにかぎらず、呼吸器疾患、生活習慣など、複数の要因が影響しています。予後がかぎられてくる段階では、症状がさらに悪化。不眠や倦怠感などが強まり、残された時間をよい状態で過ごすことが困難になります。

　慢性咳嗽を併発しているケースでは、食欲低下、頭痛、吐き気、めまいなども見られます。在宅で治療中の患者の場合、夜間の咳で家族が眠れなくなるなどの問題もあります。

🎋 **NRSなどでつらさを評価。さらに息苦しさの性質も見る**

　まずは呼吸困難の原因をさぐります。病歴の確認、聴診などのフィジカルアセスメント、SpO_2 の値から、呼吸不全の有無も確認しましょう。呼吸不全があれば、そのタイプと重症度を評価します。

　さらに、日内変動や姿勢による変化など、呼吸困難のパターンも把握しておきます。

　呼吸困難の量的評価には、NRSやVAS（→P39）を用いるのが一般的です。質的評価には、右の呼吸困難スケールも役立ちます。

息苦しさの性質を Cancer Dyspnoea Scaleでチェック

呼吸困難の感覚を、呼吸努力感、呼吸不快感、呼吸不安感の 3 点で評価する。

	いいえ	少し	まあまあ	かなり	とても
1. 楽に息を吸い込めますか？	1	2	3	4	5
2. 楽に息を吐き出せますか？	1	2	3	4	5
3. ゆっくり息を吐き出せますか？	1	2	3	4	5
4. 息切れを感じますか？	1	2	3	4	5
5. ドキドキして汗が出るような息苦しさを感じますか？	1	2	3	4	5
6. 「ハアハア」する感じがしますか？	1	2	3	4	5
7. 身の置きどころのないような苦しさを感じますか？	1	2	3	4	5
8. 呼吸が浅い感じがしますか？	1	2	3	4	5
9. 息が止まってしまいそうな感じがしますか？	1	2	3	4	5
10. 空気の通り道がせまくなったような感じがしますか？	1	2	3	4	5
11. おぼれるような感じがしますか？	1	2	3	4	5
12. 空気の通り道に、何か引っかかっているような感じがしますか？	1	2	3	4	5

⬇

1) サブスケールごとに得点を計算
①呼吸努力感：（項目4＋6＋8＋10＋12）－5点＝＿＿＿＿点
②呼吸不快感：（15点－[項目1＋2＋3]）　＝＿＿＿＿点
③呼吸不安感：（項目5＋7＋9＋11）－4点＝＿＿＿＿点

2) 各サブスケールの得点を加算＝＿＿＿＿＿＿点

（「Development and validation of the Cancer Dyspnoea Scale: a multidimensional, brief, self-rating scale.」Tanaka K,et al. The British Journal of Cancer vol.82（4）：800-805，2000 より引用）

77

モルヒネなどの薬剤、酸素療法で緩和する

呼吸困難による苦痛が強いときは、モルヒネなどの薬で改善を試みます。本人が望む場合には、酸素療法も有効。マスクなどの不快感が、生活の妨げとならないように配慮します。

貧血や肺疾患などの原因疾患を、まず治療する

呼吸困難を訴える場合には、全身のアセスメントから、呼吸困難の原因を探ります。貧血や肺炎、気胸など、治療で改善できる原因があれば、まず治療を。薬物療法や放射線治療が原因の場合には、主治医に報告し、副作用を減らす方法がないかを検討してもらいます。

それでも息苦しさが強ければ、酸素療法や、呼吸困難改善のための薬物療法を検討します。

症状が強く、苦痛を感じているようならモルヒネの使用を検討

呼吸困難の薬物療法では、モルヒネが有効とされています。鎮痛目的でモルヒネを使用している患者には、呼吸困難時に投与量を25％程度増量し、ようすを見ます。

はじめて使う患者では、本人・家族に十分な説明をしたうえで、少量から使用します。呼吸機能や腎機能が低下した高齢者ではとくに、開始時・増量時の副作用に注意しましょう。

薬物療法は、MST療法を中心におこなう

3つの頭文字をとって、「MST療法」とよばれる。第1選択となるのは、通常はモルヒネ。

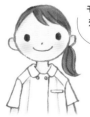

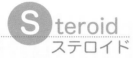

モルヒネを使うときは、効果の限界についても伝えましょう

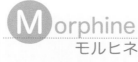

Morphine
モルヒネ

症状が改善される量で、しっかり使う

鎮痛・鎮咳、呼吸困難軽減が期待できるが、便秘、悪心・嘔吐などの副作用がある。ほぼすべての使用者に便秘が生じるので、緩下剤を併用。必要に応じて制吐薬も使う。副作用をおそれて少量にしすぎると、効果不十分に。モルヒネ硫酸塩徐放剤（㊜MSコンチン）10mgなどで十分な効果が得られることがわかっており、ガイドラインでも、右の用量が推奨されている。

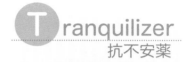

モルヒネの適切な使いかた

モルヒネ塩酸塩（㊜オプソ内服液など）
1回2〜5mg、1日4〜5回（定時）

モルヒネ硫酸塩徐放剤（㊜MSコンチン）
1回10mg、1日2回（定時12時間ごと）

モルヒネ塩酸塩注（㊜モルヒネ塩酸塩注射液）
1日5〜10mg、持続皮下注か持続点滴

Steroid
ステロイド

抗炎症作用、浮腫の改善作用がある

抗炎症作用、腫瘍周囲の浮腫軽減作用がある。がん性リンパ管症、がん性胸膜炎などのほか、化学療法や放射線療法による呼吸困難にも効果が期待できる。潰瘍予防のため、PPI（プロトンポンプ阻害薬）も併用する。

Tranquilizer
抗不安薬

不安感と呼吸困難の悪循環を改善

「不安から呼吸困難になり、ますます不安に……」という例に適している。モルヒネとベンゾジアゼピン系薬の併用が、とくに効果的。投与時は、眠気や傾眠、ふらつきなどの副作用に注意する。

「低酸素血症＝酸素療法」と考えず、必要に応じて酸素を使う

呼吸困難が生じたときは、一般に、SpO_2 を測定します。90％以下なら、低酸素血症として、酸素療法の適応となります。

ただしがん患者の緩和ケアでは、〝いい時間を過ごしてもらう〟ことが最大の目的です。マスクや鼻カニュラをつけて過ごすことを、わずらわしく感じる患者もいます。また、低酸素血症だからといって、必ずしも息苦しさを感じるとはかぎりません。体が低酸素血症に順応し、苦痛を感じないこともあります。

酸素療法のメリット、デメリットをよく説明し、酸素療法を希望する患者に対しておこなうようにしましょう。

NPPVを使うかどうかは病棟、チーム全体で判断する

NPPV（非侵襲的陽圧換気）は、従来の人工呼吸器に比べ、侵襲性が低いのがメリット。在宅などでもよく使用されています。

ただ、数値が著しく変化したときは、早急に対処しなくてはなりません。そのためモニター管理は必須です。日本緩和医療学会のガイドラインでも、適切なモニタリングができる場合などにかぎり、使用を推奨しています。

とくに緩和ケア領域では、モニター管理が患者の利益になるか、よく考える必要があります。聖路加国際病院の緩和ケア病棟では、NPPVは使用していません。病棟、チームで十分に検討し、方針を決めることが大切です。

呼吸困難感が強く、患者が希望するときは、酸素療法を実施

酸素療法時は、患者の苦痛にならないことを最優先に。マスクの圧迫感が不快なら、マスクを口もとに置いて、吹き流しにする方法もある。夜間だけの実施でもいい。
口腔・鼻腔内がかわきやすいので、加湿器で乾燥を防ぐことも忘れずに。

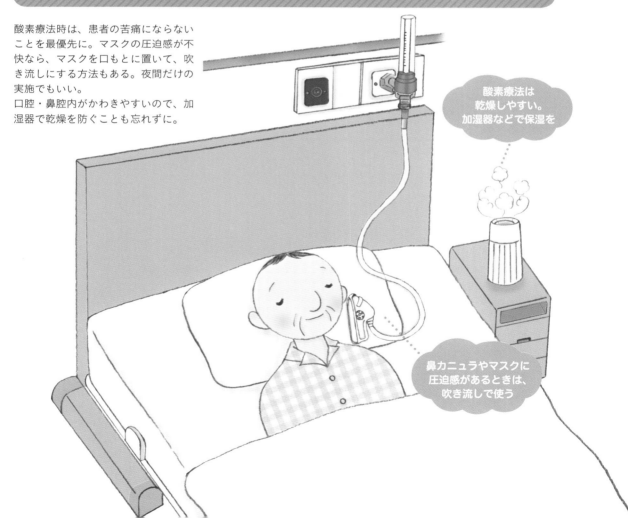

酸素療法は乾燥しやすい。加湿器などで保湿を

鼻カニュラやマスクに圧迫感があるときは、吹き流しで使う

姿勢の調整、送風などのケアで呼吸を少しでも楽にする

送風や環境整備、リラクゼーションなどのケアも、つらい呼吸困難の緩和に役立ちます。痰の吸引が必要なときは、患者の負担にならないよう、短時間で効率よくおこないます。

呼吸を楽にする物理的なケア＆心身のリラクゼーションの工夫を

適切な看護ケアをおこない、呼吸困難による心身の苦痛を軽減する。

Ⅰ 姿勢をまっすぐに整える

▶ 胸郭を有効に使って呼吸しやすくする

おしりをベッドの角にフィットさせ、姿勢をまっすぐ整えると、横隔膜が下がって呼吸しやすい。寝るときは、本人にとって楽な姿勢で。同じ姿勢が続くときは、スモールチェンジや圧抜きで褥瘡（じょくそう）予防を心がける。

Ⅱ 送風＆室温調節をする

▶ 送風の効果はエビデンスで実証されている

呼吸困難の患者は一般に、やや寒いぐらいの室温のほうが心地よく感じる。本人の希望を聞いて室温調節を。送風で楽になるというエビデンスもあり、扇風機やうちわで風を送るのもいい。

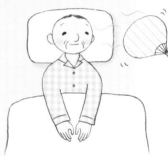

Ⅲ 排痰を促し、必要なら吸引を

▶ 一度でしっかり引ききって、楽に過ごせるようにする

姿勢を整え、排痰のコツを指導。おなかに力を入れて、「エヘン！」と声を出すなど、具体的に伝える。それでも頻繁にたまる場合は、吸引を。「少しつらいけど、この１回でしばらく楽になるから」と保証したうえで、できるかぎり短時間で痰を引ききる。まずは下あごを挙上させ、途中まで管を入れてから「ゴホン」と咳をしてもらう。その瞬間に管をサッと入れると、スムーズに入りやすい。

Ⅳ 排便コントロールで負荷を減らす

▶ 緩下剤をしっかり使い、必要なら摘便を

がん患者は、オピオイドなどの影響で便秘をしやすい。しかも、呼吸困難でいきむのが苦痛になり、いきむと呼吸困難が増悪しやすいという悪循環に陥る。緩下剤などで定期的な排便を促す。呼吸困難や倦怠感が強く、トイレに行くのがつらい場合は、トイレとベッドとの距離を近くするなどの工夫を。夜間のみポータブルトイレを使用してもいい。それでも定期的に出なければ、グリセリン浣腸や摘便をおこなう。

姿勢をよくして肺の容積を広げる。
本人にとって楽な姿勢もチェック

呼吸が苦しいときは、ベッドをギャッジアップして起座位にし、上半身をまっすぐに整えます。こうすると横隔膜が圧迫されず、肺の容積を最大限使えるため、呼吸が楽になります。

本人にとって楽な姿勢も把握しておきましょう。寝ているときに同一体位が続くようなら、マットレスに長時間あたる部位に保湿剤などを塗り、褥瘡予防に努めます。

どんなときにリラックスできて
いるか、日ごろから観察を

呼吸困難の苦痛には、不安感が大きくかかわっています。そのため、マッサージなどのリラクゼーション、散歩などの気分転換も、苦痛の緩和に有効です。家族がそばにいて、手をさすっているだけで、少し楽になる人もいます。日ごろのかかわりのなかで、「何をしているときに表情がゆるんでいるか」をよく観察し、安楽に過ごせる時間を少しでも確保するようにします。

Ⅴ 精神的な症状の
ケアをする

▶ 夜間の不安や恐怖にも
　配慮し、頻回に訪室を

不安による呼吸困難が強く、夜間に何度もナースコールを押す患者もいる。可能な範囲で頻回に訪室して話を聞き、不安の軽減に努める。病的な不安症状なら、主治医や精神科医と相談し、抗不安薬の使用を検討。

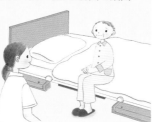

Ⅵ 過呼吸発作への
対処法を教える

吸って〜
吐いて〜

▶ 呼吸介助をしながら
　ゆっくり呼吸してもらう

過呼吸発作が起きると、本人も家族もパニックになりやすい。「こちらを見て、同じペースで呼吸して」と落ち着いた態度で伝え、ゆっくり呼吸することをくり返す。
胸郭を広げる呼吸介助も有効。

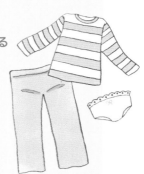

Ⅶ マッサージなどで
リラクゼーションに努める

▶ 呼吸筋や全身の
　緊張をゆるめる

筋肉の緊張から不安が増し、呼吸困難を増悪させていることもある。背中や手足を軽くマッサージして、筋肉の過緊張をとると、心地よく感じられる。
アロマセラピーも、不安や緊張の軽減に役立つ。

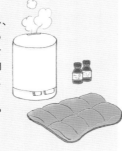

Ⅷ 着衣、寝具を
見直す

▶ 身体をしめつける
　パジャマや下着は避ける

下着やパジャマは、見栄えより快適さ優先で。胸部や腹部を圧迫しないよう、ゆったりしたものを選ぶ。下着をもってきてくれる家族にも、アドバイスしておくといい。寝具は保湿性にすぐれた軽量なものを使用。

乳がんなどにともなう
リンパ浮腫が問題となりやすい

浮腫のなかでも、がん患者でとりわけ問題となりやすいのが「リンパ浮腫」。
がんの進行やがん治療の影響で、リンパの流れが滞り、浮腫が進行していきます。

がん治療による「続発性リンパ浮腫」がもっとも多い

「浮腫」とは、組織間に体液が貯留した状態をさし、全身性と局所性に分けられます。局所性浮腫のうち、リンパの流れが阻害されて生じるものを「リンパ浮腫」といいます。

リンパ浮腫の8割以上は、がんそのものや、がん治療が原因で起こる「続発性リンパ浮腫」。とくに多いのが、乳がんのリンパ節郭清や放射線療法によるもので、婦人科がん術後の約25%、乳がん術後の約10%に発症することがわかっています。

スキントラブルが起きやすく、動作の困難、心理的苦痛も生じる

リンパ浮腫でむくんだ皮膚は、伸びて薄くなります。バリア機能が低下し、スキントラブルを起こしやすくなります。傷口から感染を起こし、蜂窩織炎（ほうかしきえん）になる危険もあります。

リンパ浮腫は、日常生活にも支障をきたす症状です。上肢に起こると、衣服の着脱や指先の動作が困難に。下肢のリンパ浮腫では、歩行に支障をきたします。このような活動制限に加え、患部の見た目が変わってしまうことも、患者にとって大きなストレスとなります。

全身性浮腫と局所性浮腫では、症状の出かたが異なる

内臓疾患から生じる「全身性浮腫」、静脈やリンパ管の障害で生じる
「局所性浮腫」。それぞれの特徴を理解し、適切なアセスメントをおこなう。

	全身性浮腫	局所性浮腫
部位	●両側性　●下肢→上肢の順に発現 ●体位のいちばん低い部位に生じやすい	●片側性　●手術を受けた側に発現 ＊骨盤内リンパ節郭清術後、先天性リンパ浮腫では、例外的に両側性
皮膚の外観	●緊迫していてなめらか	●皮膚が肥厚していて浅黒い
成分	●蛋白質が少ない	●蛋白質が多い
機序	●毛細血管静脈圧の上昇、血漿膠質浸透圧の減少、毛細血管透過性の亢進で起こる	●静脈、リンパ管輸送経路の障害で起こる ●慢性化すると、線維成分が貯留して線維化する
症状	●圧痕を残す ●線維化は認められない	●圧痕を残す浮腫から、残さない浮腫に進行 ●線維化が認められる（進行後）
Stemmer sign	●陰性	●陽性
挙上後の変化	●挙上すると容易に緩和される	●挙上しても改善しない
利尿薬の効果	●効果あり	●効果なし
発症様式	●比較的急性	●慢性的で、症状が長時間続く

（『現場に学ぶ緩和ケア　聖路加国際病院看護師の実践』聖路加国際病院緩和ケア病棟看護師編著、メディカルレビュー社、2014より作成）

乳がんではリンパ浮腫が起きやすく、重症化しやすい

乳がん手術後のリンパ浮腫のメカニズム。腋窩リンパ節の郭清によってリンパの流れが滞り、上肢に浮腫が生じる。

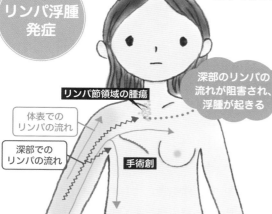

リンパ浮腫発症

リンパ節領域の腫瘍

体表でのリンパの流れ

深部でのリンパの流れ

手術創

深部のリンパの流れが阻害され、浮腫が起きる

リンパ管の分布

頸部リンパ節
腋窩リンパ節
腹腔リンパ節
腸骨リンパ節
鼠径リンパ節

体の深部・表在部には、リンパ管が網の目のようにはりめぐらされている。全身を循環したリンパは、頸部、腋窩、鼠径部などのリンパ節に入る。

深部のリンパが滞ってむくむ

腋窩〜鎖骨下リンパ節を通って深部に流れるはずのリンパが、腋窩リンパ節の郭清により、表在リンパ管に流れるようになる。すると、深部のリンパの流れが滞ってむくむ。

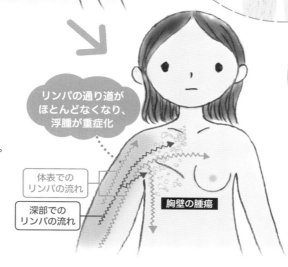

リンパの通り道がほとんどなくなり、浮腫が重症化

体表でのリンパの流れ

深部でのリンパの流れ

胸壁の腫瘍

重症化

胸壁へのがんの進展で流れがさらに悪化

胸壁や皮下のリンパ管にまで、がんが浸潤。リンパ管やリンパ節を占拠し、硬化させ、リンパが流れる経路を完全にふさいでしまう。浮腫は重症化し、もとに戻りにくくなる。

リンパ浮腫は、5つのステージに分けられる

進行すると、皮膚や皮下組織が変性し、皮膚の肥厚、脂肪沈着などが進む。

進行とともに皮膚も肥厚していきます

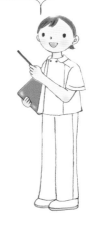

0 期	リンパ液輸送が障害されているが、浮腫があきらかでない潜在性または無症候性の病態
Ⅰ 期	比較的蛋白成分が多い組織間液が貯留しているが、まだ初期であり、四肢を挙げることにより治まる。圧痕が見られる場合もある
Ⅱ 期	四肢の挙上だけではほとんど組織の腫脹が改善しなくなり、圧痕がはっきりする
Ⅱ 期後期	組織の線維化が見られ、圧痕が見られなくなる
Ⅲ期	圧痕が見られないリンパ液うっ滞性象皮病のほか、アカントーシス（表皮肥厚）、脂肪沈着等の皮膚変化が見られるようになる

（「The diagnosis and treatment of peripheral lymphedema. Consensus document of the International Society of Lymphology.」
International Society of Lymphology. Lymphology vol.36（2）：84-91, 2003 より引用）

毎日のスキンケアで蜂窩織炎を予防する

リンパ浮腫を発症した場合は、毎日のスキンケアで清潔を保ち、危険な感染症を防ぎます。
リンパが皮膚表面にもれ出る「リンパ漏」も、患者の苦痛につながりやすく、十分な対策が必要です。

リンパ浮腫では、薬の効果は限定的

全身性浮腫の場合は、利尿剤を用いて余分な水分を排出すると、一時的にむくみが引くことがあります。

一方、局所性のリンパ浮腫は、利尿薬では改善しません。浮腫によるつらさを緩和する目的で、薬を使います。痛みがあれば、NSAIDsやアセトアミノフェンなどの非オピオイド鎮痛薬を使って、少しでも楽に過ごせるようにします。リンパドレナージなどで、浮腫の軽減を試みることもあります。

進行後にとくに問題となるのは、感染による蜂窩織炎

リンパ浮腫の患部では、皮膚が脆弱になっています。乾燥して破れた部分から、細菌が侵入することも。貯留したリンパ内で細菌が増殖し、蜂窩織炎などを起こす危険があります。

蜂窩織炎の発症時は、抗生剤で治療します。ただし浮腫があると治りにくく、再発しやすいため、予防が何より重要。熱感や発赤、痛みの増強がないかをアセスメントし、毎日の保清、スキンケアを徹底します。とくに在宅で衛生環境がよくないときは、注意が必要です。

毎日のアセスメントで、皮膚の異常に早期に気づく

局所的熱感・冷感の有無、深いシワやリンパ管拡張などがないかを観察。白癬菌などの真菌も、蜂窩織炎につながるため注意する。

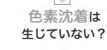
色素沈着は
生じていない？

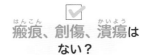
瘢痕、創傷、潰瘍は
ない？

皮膚が乾燥
していない？

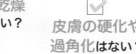
皮膚の硬化や
過角化はない？

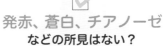
発赤、蒼白、チアノーゼ
などの所見はない？

皮膚が脆弱に
なっていない？

蜂窩織炎、丹毒（化膿性炎症）
に至っていない？

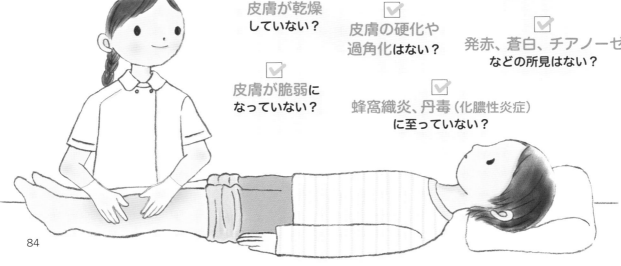

清潔ケア、保湿ケアを徹底。セルフケア指導もおこなう

衛生管理を徹底し、皮膚のバリア機能を保つための保湿をおこなう。

I 皮膚の清潔を保つ

デリケートな皮膚に適した清拭剤を選ぶ

感染を防ぐため、衛生管理は万全に。最近は、洗い流さないタイプの低刺激性洗浄剤もある。患者の負担を減らすためにも、便利な新製品を積極的に活用したい。
密着部の汚れは、やわらかいタオルや綿棒で愛護的にふきとる。

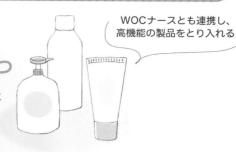

WOCナースとも連携し、高機能の製品をとり入れる

II ローションで保湿する

清拭後や入浴後に、弱酸性の保湿剤を塗布

清拭や入浴で清潔にした後で、ヘパリン類似物質ローション（商ビーソフテンローション）など、弱酸性の保湿剤を使う。白色ワセリンなども有効。角化した皮膚には尿素入りクリーム、白癬症や爪周囲の炎症には治療薬を塗布。

III 日常生活での刺激を避ける

衣類の刺激を避けるほか、虫刺され対策も

皮膚への刺激や、それによるかゆみを防ぐため、衣類や下着は綿のものを選ぶ。虫刺されの傷口から蜂窩織炎に至ることもあり、夏の外出時には虫刺され対策を。巻き爪予防も重要。爪を切るときは深爪にならないようにする。

進行例では、リンパ漏対策も十分に

軟膏やパッドを使っても、多量の滲出液がもれるときは、オムツを敷いたり、服の下にあてておくなどの工夫を。

リンパ液が皮膚からしみ出し、汚れやにおいに悩まされることも

リンパ浮腫が進行してリンパ管やリンパ節が完全閉塞すると、拡張した皮下組織からリンパが漏出します。これを「リンパ漏（ろう）」といいます。乳がん患者ではとくに、皮下の腫瘍組織が壊死した「自壊創（じかいそう）」からリンパ漏が生じやすく、滲出液、出血、悪臭に悩まされます。感染症のリスクも高まるので、スキンケアによって肌の清潔を保ち、保湿を心がけます。

滲出液が多いときは、吸水性の高い軟膏を患部に塗り、さらにパッドをあてて滲出液を吸収します。がん治療中に処方された軟膏をそのまま使っていると、効果が得られないので、使用している薬をよく確認しましょう。

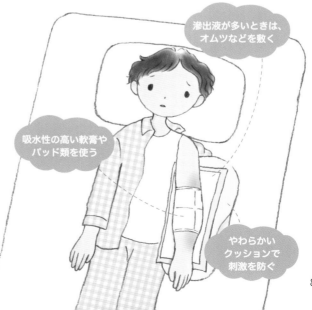

滲出液が多いときは、オムツなどを敷く

吸水性の高い軟膏やパッド類を使う

やわらかいクッションで刺激を防ぐ

四肢の挙上、着衣の工夫で 浮腫のつらさを軽減

リンパ浮腫の悪化を防ぎ、少しでも快適に過ごしてもらうには、日常生活でのセルフケアも重要です。四肢の挙上や着衣の工夫など、なるべく簡単にできることを提案しましょう。

圧迫・挙上などのケアで、浮腫のつらさを改善

看護師がケアするだけでなく、浮腫の軽減に役立つセルフケアを、本人にも覚えてもらう。

Ⅰ 弾性着衣での圧迫

市販の圧迫スリーブでも効果が得られる

弾性着衣は、日常的なセルフケアのひとつとして役立つ。着圧が高いものが有効だが、市販の弾性ストッキングや上肢用のスリーブでも一定の効果が得られる。
慣れるまでは手足がうまく通らず、苦戦することも多いため、最初は看護師の指導のもとで練習を。

Ⅱ 患肢の挙上

治療しながら働く人はとくに、夜だけでも患肢を楽にする

仕事や家事などを続けている患者では、下肢の浮腫が悪化しやすい。夜間はクッションや枕を使って、患肢を10〜15cm程度高くして休んでもらう。上肢の浮腫がつらい場合も、クッションなどで挙上すると楽。背部痛がある人には、リクライニングチェアの使用を提案。

Ⅲ マッサージ＆リンパドレナージ

本人にも家族にもできる簡単なマッサージをとり入れる

心地よく感じるようなら、軽い圧でマッサージするのもいい。片側のみの浮腫なら、頸部から始め、健側の体幹上部、患側の体幹上部、下半身の順にやさしく圧をかけていく。本格的な「用手的リンパドレナージ（MLD）」は、医師や専門家に相談したうえでおこなうのが原則。

＼ マッサージの注意点 ／

- 健側の、浮腫のない部分から始める
- 皮膚転移のある部分にはおこなわない
- 力をかけすぎず、軽いタッチで
- ゆっくり深く呼吸してもらう
- 浮腫のある部位は最後におこなう

リンパドレナージは原則禁忌。必ず医師と相談を！

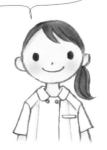

着衣などの工夫で、自宅や病棟での生活を快適にする

服装を見直したり、環境を調整したりすることも、QOLの維持に役立つ。

靴や衣類の しめつけをなくす

症状に合わせて買い替えを。 具体的な提案が役立つ

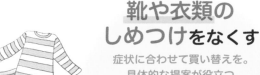

健康なときの衣類や下着、靴、靴下を そのまま使わず、進行に応じて、ゆっ たりしたものに買い替えてもらう。手 ごろな市販品を探しておき、具体的に 提案するといい。

着替えの 負担を減らす

健側から脱ぎ、 患側から着るのが基本

脱ぐときは健側から、着るときは患側か ら腕や足を通すと、負担になりにくい。進 行により、着替えそのものが負担になっ ているときは、健側だけ袖を通すなどの 柔軟な対応を。患者にとって何が大切か、 どう過ごしたいかを考えて調整していく。

必要物品は、 ベッドの健側側に

利き手か非利き手かにも 配慮して

片側に浮腫があるときは、日常的に使 う生活用品を健側側に置く。入院中は、 ベッドの柵、ナースコールなども健側 側に。利き手でなければ使いにくいも のは、患者と相談して位置を決める。

ボディイメージ変容 への心理的ケアを

外見の変化で 自尊心が低下することもある

リンパ浮腫の進行で皮膚の変 化、においが悪化すると、自 尊心が低下することも。つら さに寄り添い、ボディイメー ジ変化の受容を少しずつ促す。

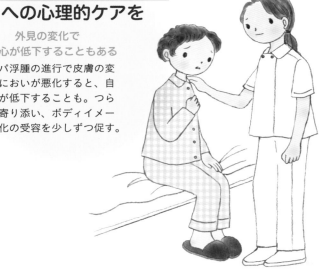

生活環境と進行にあわせた セルフケア指導、援助が必要

乳がんは、ほかのがんよりも治癒率の高い がんです。治療や緩和ケアを受けながら、こ れまでどおりの生活を続ける人も少なくあり ません。一方で、がんの治癒が見込めず、緩 和主体のケアを受ける人もいます。生活環境 と進行に応じたセルフケア支援を心がけます。

たとえば初期のリンパ浮腫で、就労中のが ん患者には、「勤務中にときどき足を動かす」 「夜間だけでも足を圧迫・挙上する」など、生 活に影響しにくいケア方法を提案します。

一方、がんが進行し、リンパ浮腫も悪化し た例では、体を動かすことすら苦痛な場合が あります。このようなときは、介助者や看護 師がケアをおこない、安楽のためのマッサー ジやリラクゼーション法なども検討します。

弾性包帯の使用は 専門家の指導のもとで、継続的に

リンパ浮腫のセルフケアとして、バンテー ジ療法もよくおこなわれています。専用の低 伸縮性弾性包帯を、浮腫のある部分に多層に 巻いていく方法です。

圧を適度に調節できるのがメリットで、II 期以上では標準治療とされます。ただし専門 性の高いケアで、「リンパ浮腫指導管理」の研 修を受けた医療職でないと、患者への指導は できません。毎日欠かさず、長期におこなう ことも重要。患者の希望と生活状況をよく理 解したうえで、提案するようにしましょう。

感染症か、腫瘍熱かの鑑別がまず重要

がん患者では、急な発熱がよく認められます。がん治療中は、化学療法や放射線療法が原因で発熱することも。進行後は、感染症や腫瘍熱が多く、その鑑別をおこなったうえで対処します。

感染症の徴候の有無は？
熱源が何か、まず考える

終末期がん患者の7割以上に発熱が見られ、うち67%が感染症、23%が非感染症です。

感染症は、終末期がん患者でもっとも致死率の高い合併症です。とくに抗がん剤や放射線治療中には、発熱性好中球減少症（FN）に陥り、死に至るケースもあります。このため、発熱の原因が特定されるまでは、感染症の可能性を考えて対応する必要があります。

感染の徴候がない不明熱の場合は、腫瘍熱を疑って対応します。

がん患者の発熱の原因は、おもに6つに分けられる

発熱のパターンや症状、治療薬などから原因を同定する。

I 感染症

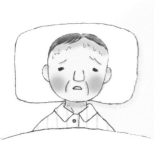

◆ 細菌性
◆ ウイルス性
◆ 真菌性　◆ 寄生虫性

腫瘍熱に比べ、悪寒、戦慄、せん妄などが生じやすく、重症度が高い。多くは喀痰、咳嗽、SpO_2 の低下なども生じるが、高齢者では著明な変化がないことも。

II 腫瘍熱

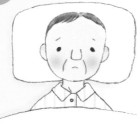

◆ 悪性リンパ腫
◆ 腎細胞がん
◆ 急性白血病 など

朝・夕方などの一定時刻に、37〜38度後半程度の発熱を認める。多くは心拍数も上昇。ただし悪寒や戦慄は生じにくく、感染症による発熱ほどの苦痛はない。

III 薬剤

◆ 殺細胞性薬 ◆ 分子標的薬
◆ インターフェロン
◆ ゾレドロン酸 など
化学療法などの影響で、発熱、悪寒、筋肉痛、関節痛、頭痛などが生じる。

IV 中枢熱

◆ がん性髄膜炎
◆ けいれん ◆ 脳出血 など
急激な高熱に加え、意識障害、自律神経症状などをともなうことが多い。

V 血栓症

◆ 深部静脈血栓症
◆ 肺血栓塞栓症
がんやがん治療の影響で血栓症になりやすく、その症状として発熱することも。

VI その他

◆ 放射線治療
◆ 副腎不全 ◆ 輸血 など
放射線治療後の発熱は、直後だけでなく、1か月以上経って起こることもある。

"感染症らしさ""腫瘍熱らしさ"を理解しておく

がん患者が発熱したときは、感染症との鑑別を念頭に置いて、全身状態を見る。

腫瘍熱の定義

I	37.8℃以上の発熱が少なくとも1日1回ある
II	発熱の期間が2週間以上である
III	以下の項目で、感染の根拠を認めない A. 身体診察　B. 検査所見　C. 画像所見
IV	アレルギー機序がない
V	経験的で適切な抗菌薬治療を7日間以上おこない、 発熱に関する反応がない
VI	ナプロキセンテストにより、すみやかに完全に寛解し、 ナプロキセンを使用している間、平熱が持続する

明確な診断基準はないが、海外で提唱されて
いる診断基準案が参考になる。

感染症と腫瘍熱の違い

	感染症	腫瘍熱
悪寒、戦慄	多い	少ない
頻脈	多い	少ない
心理面の変化	あり	少ない
熱感、発汗	あり	あり
NSAIDsへの反応	あり	劇的
アスピリン、 アセトアミノフェン への反応	あり	乏しい

悪寒・戦慄の有無などから、感染症か
腫瘍熱かを推定し、医師に報告。

(「Neoplastic fever : a neglected paraneoplastic syndrome.」Zell JA, Chang JC,
Supportive Care in Cancer vol.13 (11) : 870-877, 2005 より引用)

エンピリック治療で、熱源を同定することも

がん患者の発熱

熱源が同定できる
↓
原因の治療

感染を疑う場合は、抗菌薬でエンピリック治療を開始。解熱すれば抗菌薬を継続。熱が下がらなければ、腫瘍熱に効果のあるナプロキセンを投与する。

熱源が同定できない
↓
指定病名による抗菌薬によるエンピリック治療

反応する
↓
指定病名による治療
↓
抗菌薬継続
＋感染巣の同定

反応しない
↓
ナプロキセンテスト

解熱
↓
腫瘍熱

解熱しない
↓
感染もしくは
腫瘍熱以外の熱
(薬剤など)
↓
さらなる
ワークアップを

(「Neoplastic fever: All who shiver are not infected.」Rolston K.V.I.,
Supportive Care in Cancer vol.13 (11) : 863-864, 2005 より引用)

固形がんであっても、多発転移では腫瘍熱が起こりえる

腫瘍熱は一般に、悪性リンパ腫や白血病などの血液のがん、腎細胞がんに多いとされています。しかし実際には、消化器がん、乳がん、前立腺がんなどの固形がんの進行例、多発転移例など、あらゆるがんで発症します。

腫瘍熱には、「発熱期と非発熱期がある」「非発熱期には心拍数が正常化」「重篤感が見られない」などの特徴がありますが、それだけで判断するのは危険です。持続する発熱ではまず、全身のアセスメントや検査をおこない、感染症などの可能性を除外。そのうえで腫瘍熱を疑い、ナプロキセンを投与します。

抗菌薬、NSAIDsなどで熱の原因に応じた薬物治療を

発熱の原因がわかったら、抗菌剤や、腫瘍熱に効く薬を使って治療します。ただし薬物治療が負担となることもあり、ひとりひとりの苦痛の度合いと、希望を聞いたうえで対処します。

感染臓器や経路を推定し、エンピリック治療を開始

高熱が持続し、悪寒、戦慄、意識低下などが著しい場合には感染症を考えます。全身のアセスメントから感染臓器や経路を推定し、血液培養で原因菌を同定するのが一般的です。

けれども、原因菌の特定は時間がかかりますし、原因菌が同定できないケースもあります。このため、熱源が同定されなくても、エンピリック治療で抗菌薬投与を開始します。

ただし終末期の患者の場合、抗菌剤で予後の延長は期待できないうえ、点滴などによる苦痛が増すだけという見かたもあります。〝治療によって苦痛が軽減されるか〟という視点で、症例ごとに検討する必要があります。

主要な感染経路は４つ。適切な抗菌薬で治療する

がん患者でとくに多いのは、以下の感染症。尿路感染症はとくに、抗菌薬の治療効果が高い。

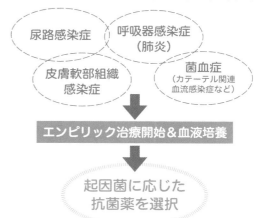

```
┌─────────┐   ┌─────────────┐
│ 尿路感染症 │   │ 呼吸器感染症  │
└─────────┘   │  （肺炎）     │
              └─────────────┘
┌─────────────┐  ┌───────────────┐
│ 皮膚軟部組織   │  │  菌血症        │
│  感染症       │  │（カテーテル関連  │
└─────────────┘  │ 血流感染症など） │
                 └───────────────┘
```

エンピリック治療開始＆血液培養

起因菌に応じた抗菌薬を選択

化学療法中の患者では、予防的セルフケアをまず促す

化学療法中は好中球が減少し、感染症のリスクが増す。予防のための患者教育が重要。

保清
基本の清潔ケアとして、毎日の歯磨き、含嗽、シャワー浴を怠らないように。住環境やタオル類も清潔に保つ。

デバイスの管理
中心静脈カテーテルなどが留置されている場合は、手指の消毒などの清潔操作を、本人や家族にも指導する。

予防薬の服用
経口抗菌薬が処方されていれば、患者と家族に服薬指導をして、服薬状況も確認。改善しない際は受診を促す。

食事管理
食前の手洗い、食品や調理器具の衛生管理を徹底。食中毒にも注意し、古いものや生ものは避けるよう指導する。

排便コントロール
肛門部の傷、出血を防ぐため、緩下剤で排便コントロールを。洗浄便座などでつねに清潔に保つことも大事。

急変時の対処法
化学療法を受けている医療機関の電話番号などをわかりやすい場所に貼り、家族全員で共有してもらう。

腫瘍熱でつらいときは、ナプロキセンで解熱する

NSAIDs（エヌセイズ）の一種であるナプロキセンは、腫瘍熱に高い効果を発揮します。多くの例で、服用24時間後には発熱が改善します。

感染症による発熱、その他の原因による発熱の可能性が低いときは、まずナプロキセンを投与して経過を見ます。効果が出ない場合は、患者の負担に配慮しながら、全身のアセスメントや検査をおこない、ほかの原因をもう一度探ります。

なお、ナプロキセンは胃腸障害が比較的少ない薬ですが、胃痛、嘔吐などの副作用が生じる可能性も。PPI（プロトンポンプ阻害薬）の併用が推奨されています。

「発熱＝苦痛」とはかぎらないと、家族にも理解してもらう

腫瘍熱の場合は、随伴症状もそれほどなく、身体的苦痛が少ないのが特徴です。熱はあるものの、普段どおりに過ごせて、食欲も変化しないという人もいます。

傍らで見ている家族は、〝発熱＝苦痛〟と考えて心配になりますが、体温だけでは判断できないことを、ていねいに説明しましょう。

そのうえで、患者が快適に過ごせるようなサポートを促します。たとえば、うちわで風を送ったり、ぬれた寝衣や寝具を換えたりすれば、患者は心地よく感じます。体温計の数字を気にするよりも、苦痛緩和を優先することの必要性を理解してもらいましょう。

発熱時には、本人のつらさに応じたケアの工夫を

日々のケアでは、体温を下げることだけにとらわれず、苦痛の度合いに応じた工夫を。

発熱の過程 1

上昇期

悪寒、戦慄のつらさをやわらげる

感染症などでは、悪寒や戦慄とともに体温が上昇。体温中枢のセットポイントが上昇しているので、身体を温めるとよい。室温を上げ、毛布や湯たんぽなどを使うと、エネルギーが消耗されすぎず楽になる。

発熱の過程 2

極期・解熱期

熱放散を促し、つらい症状を改善。脱水予防のケアも大切

熱が上がりきったタイミングでは、室温を下げたり、扇風機で風を送ったりすると快適に感じられる。換気や衣類の調節も、あわせておこなう。体力低下を防ぐためには、脱水・低栄養対策も重要。発汗による皮膚の炎症や、ふらつきなどにも注意する。

\ 熱放散のケア /

姿勢の調整
衣類・寝具の調整
室温の調節
扇風機などの活用
クーリング

\ 随伴症状のケア /

脱水・低栄養対策
転倒などの予防
感染対策としての清潔ケア
リラクゼーション（安楽な体位、マッサージなど）

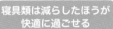
寝具類は減らしたほうが快適に過ごせる

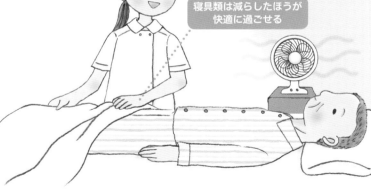

喀血、吐血したときは安心感の提供に努める

がん患者の出血などは、けっしてめずらしい症状ではありません。しかし本人・家族が、強い不安におそわれることがあります。不安をやわらげるための、心のケアが不可欠です。

血小板減少により喀血・吐血・下血が起きやすくなる

がんの治療中は、化学療法によって骨髄の働きが抑制され、血小板が減少する傾向があります。また、放射線治療によって毛細血管が拡張し、膀胱炎などの婦人科・泌尿器科の慢性炎症を生じやすくなります。これが、緩和ケア初期に起こる出血のおもな原因です。

さらに進行したがん患者では、腫瘍だけでなく、周辺組織への浸潤や転移巣、皮膚転移なども出血の原因となります。また、血液腫瘍や肝機能障害、抗菌剤投与によるビタミンK_1欠乏から、血液凝固能異常をきたすこともあります。

原発巣・転移巣の近くから、さまざまな形で出血が起きる

進行がん患者の6〜14%が、喀血、吐血、下血など何らかの形で出血を経験している。重症化しやすく、注意が必要。

白血病だけでなく、進行した固形がんでも多い

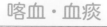

喀血・血痰

肺がん患者の25〜30%に認められる

肺がんのほか、乳がんや腎がんなどの肺転移、肺血栓塞栓症も原因となる。鼻腔や咽頭からの出血も考えられる。

吐血・下血・血便

胃がん、大腸がんの原発巣から出血しやすい

消化器がんのほか、子宮がん、膀胱がんの周辺組織からの浸潤、肝がんの原発巣、転移巣からの出血も多い。

血尿

膀胱がん、腎臓がんなどで尿に血が混じる

泌尿器系のがんのほか、骨盤への放射性治療後の膀胱炎、シクロホスファミドなどの抗がん剤によっても生じる。

子宮・膣での出血

子宮内膜がんによる不正出血が最多

子宮がんによる出血だけでなく、放射線照射による出血も見られる。膀胱がん、直腸がんの膣壁浸潤も原因となる。

頸動脈破裂による出血

脆弱になった頸部の皮膚から出血を起こす

頸部の皮下組織や皮膚の壊死により、頸動脈が露出して出血。致死的な大量出血につながる危険がある。

皮膚潰瘍からの出血

皮膚への転移、浸潤で出血やにおいが生じる

がんが皮膚に浸潤したり、転移したりして、皮膚に潰瘍ができる。出血だけでなく、滲出液、痛み、においなどが生じる。

出血時の精神的つらさを考え、環境面でも配慮を

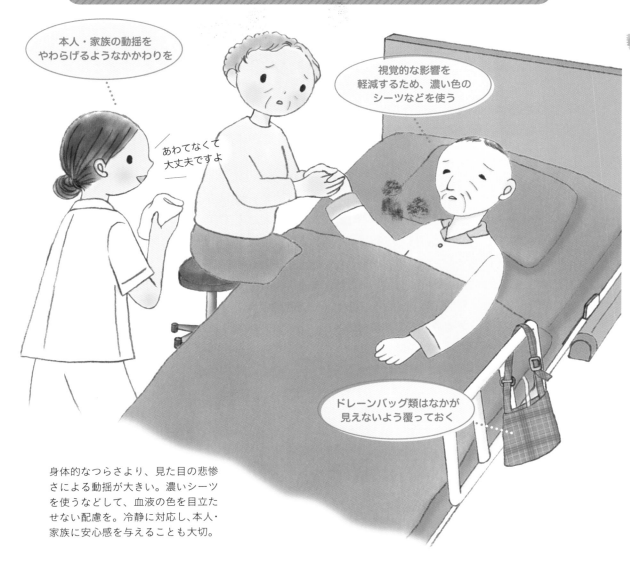

本人・家族の動揺を
やわらげるようなかかわりを

あわてなくて
大丈夫ですよ

視覚的な影響を
軽減するため、濃い色の
シーツなどを使う

ドレーンバッグ類はなかが
見えないよう覆っておく

身体的なつらさより、見た目の悲惨さによる動揺が大きい。濃いシーツを使うなどして、血液の色を目立たせない配慮を。冷静に対応し、本人・家族に安心感を与えることも大切。

治療的処置は進行度しだい。見守るしかないことも多い

出血が生じた場合、基本的には出血点を圧迫し、非接着性ドレッシング材や止血薬で処置します。特定の薬剤が原因と考えられるときは、投与中止を検討します。

ただし現実には、対処可能な出血ばかりではありません。また、予後の短い患者の場合、検査などの処置が、本人の苦痛を強める可能性もあります。その場合は出血を防ぐことよりも、患者の苦痛をやわらげることに専念します。

いちばんつらいのは家族。精神的なサポートを徹底する

たいていの家族は、血痕を目のあたりにし、衝撃を受けます。出血のおそれがある患者では、普段から濃色のシーツを使うなどして、視覚的な恐怖をやわらげる工夫を。出血後は、患者の負担にならないタイミングでシーツ類を交換し、口腔内を清掃したりします。

そのうえで、不安を感じている家族のサポートをします。がんの影響で出血しやすい状況にあること、苦痛の程度はさほど強くないことを伝え、安心して見守れるようにします。

不安や抑うつの症状は
心理‐体の両面からアセスメント

がんの診断後はもちろん、進行後にも、精神的なつらさはくり返し生じます。一時的な不安や
抑うつなのか、専門的治療を要する症状なのかを、日ごろからよく観察しておきましょう。

不安、抑うつは自然な反応。ただし病的だと、生活に支障をきたす

がん患者の不安や落ち込みは、診断後だけに起こるものではありません。がんが再発したとき、治療法がかぎられてきたときなど、精神的な苦痛をくり返し感じます。

診察後のようす、入院中の表情の変化などにつねに注意を払い、病的な不安、抑うつに陥っていないか観察しましょう。気がかりな患者には、「お気持ちはいかがですか？」「生活に支障は出ていませんか」「食欲はありますか？」などと尋ねます。不安症やうつ病を疑う場合には、主治医に相談し、精神科医やリエゾンナースとの連携も検討しましょう。

精神症状を強めている要因は？全人的なアセスメントが不可欠

強い不安や抑うつが見られるときは、その要因も考えます。

まず考えられるのは、「治療上の不安」「死への恐怖」「家族を残していく悲しみ」などの精神的要因です。さらに、痛みや呼吸困難などの身体症状も、不安や落ち込みを悪化させます。精神症状には、個人の気質や遺伝的要因もかかわるため、うつ病の既往歴などを確認しておくことも大切です。

このように心身両面からアセスメントしたうえで、主治医や精神科医に相談することで、適切な対処とケアができます。

がん患者の半数以上が、不安や落ち込みを抱えている

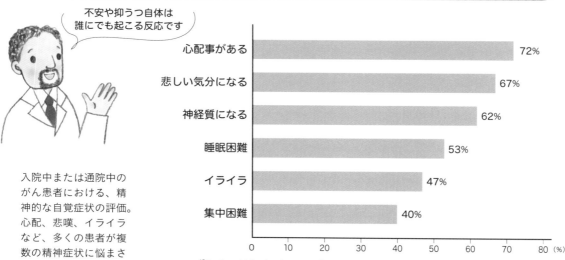

不安や抑うつ自体は誰にでも起こる反応です

症状	割合
心配事がある	72%
悲しい気分になる	67%
神経質になる	62%
睡眠困難	53%
イライラ	47%
集中困難	40%

入院中または通院中のがん患者における、精神的な自覚症状の評価。心配、悲嘆、イライラなど、多くの患者が複数の精神症状に悩まされていることがわかる。

（「The Memorial Symptom Assessment Scale : an instrument for the evaluation of symptom prevalence, characteristics and distress.」Portenoy RK et al. European Journal of Cancer vol.30A（9）: 1326-1336, 1994 より引用）

不安の増強因子を知って、全人的理解とケアを

患者をよく観察し、不安の増強因子を探ったうえで、緩和のための方法を考えていく。

生活＆治療状況

▶ **家族や家計の心配、治療のつらさが強い**
がん治療中は、治療上の不安、生活の不安が生じやすい。進行後は、今後の経過への不安、死への恐怖などが増す。

スピリチュアルペイン

▶ **人生への悔い、罪責感などでつらくなる**
「自分の人生は何だったのか」という問いや後悔に苛まれているときも、不安感が強くなりやすい。

薬剤

▶ **副作用として不安や不眠が生じることも**
向精神薬の作用で、不安や不眠がかえって強まることも。とくに高齢者では過量投与による悪影響が出やすい。

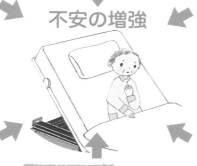

不安の増強

精神医学的症状

▶ **精神疾患の既往や、過去の不安症状もチェック**
不安症、うつ病の既往があるかも重要。過去につらい経験をしたときのようすを、家族にも教えてもらうといい。

身体症状

▶ **呼吸困難でパニック発作を起こす人もいる**
身体症状のなかでも、呼吸困難は不安との関連が強い。「息ができない」という不安でパニック発作に至ることも。

身体的な基礎疾患

▶ **脳腫瘍のほか、不整脈なども不安を強める**
脳腫瘍の進行のほか、がんとは関係ない甲状腺機能亢進症、低血糖、不整脈などが、不安を増強することもある。

（「Anxiety in medical patients.」House A, Stark D, British Medical Journal vol.325 (7357)：207-209, 2002 より作成）

抑うつ症状では、身体的問題が背景にないかもチェック

抑うつの危険因子は、心理・社会的要因と生物学的要因に大別される。

心理・社会的要因

（例）
◆ 抑うつの既往がある
◆ 病状を正しく知らされない、隠される
◆ 感情をうまく表現できない
◆ 信頼できる人間関係がない
◆ 自律の喪失に苦しむ（とくに男性）
◆ 未解決の問題を抱えている
など

信頼できる人間関係がなく、つらさを話せずにいる人は抑うつに陥りやすい。病状を家族に隠されている場合なども、抑うつにつながる。

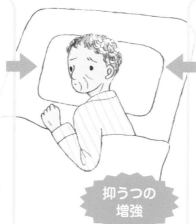

抑うつの増強

生物学的要因

（例）
◆ 痛みのコントロールが不十分
◆ 高Ca血症、低Na血症などの生化学的異常がある
◆ 下垂体機能障害などによる内分泌異常がある
◆ 葉酸などのビタミンが足りていない
◆ 脳卒中の後遺症など、脳の障害がある
など

鎮痛薬の使用が不十分なとき、生化学的異常、内分泌異常があるときも抑うつ症状を呈する。心理的要因に比べると、治療での改善が見込める。

（『トワイクロス先生のがん患者の症状マネジメント 第2版』武田文和監訳、医学書院、2010 より作成）

安心させるかかわりが重要。病的不安、抑うつには薬物治療を

不安や落ち込みが強いときは、つらい思いを傾聴するとともに、病的な不安症、うつ病かどうかという視点でアセスメントを。必要なら精神科医に介入してもらい、専門的な治療をします。

夜間に頻回のナースコール……こんなときは病的不安も疑う

不安や落ち込みを抱えた患者に対しては、まず、話をよく聞くことです。傾聴し、理解を示すうちに、気持ちが落ち着いてくることもあります。身体症状は悪化していないのに、ナースコールが何度も鳴るような場合も、不安や落ち込みによるつらさを理解し、可能な範囲で対応します。

ただし、くり返し話を聞いても状況が変わらないとき、夜間にあまりにも頻回にナースコールが鳴るときなどは、検討が必要。ひとりの患者に時間をとられすぎ、患者へのケアがおろそかになる懸念もあります。スタッフ間で状況を共有し、対応が人によって異なってしまわないようにすることも大切です。

スピリチュアルコミュニケーションを徹底し、専門家の協力も仰ぐ

共感的な対応、傾聴を続けていても不安や落ち込みが続くとき、病的な不安症、うつ病が疑われるときは、精神科医や心療内科医などの専門家に介入してもらいます。精神科医に対して心理的抵抗がある患者には、リエゾンナースにまず介入してもらうと、気軽に話ができるようです。精神科医が常勤していない病棟などでは、臨床心理士にサポートしてもらう方法もあります。

不安症やうつ病と診断されたときは、抗不安薬、抗うつ薬の処方が検討されます。ただし、薬が唯一の解決策ともかぎりません。強い痛みや睡眠リズムの乱れなど、関連する要因を改善していくことも大切です（→ P98）。

類似した精神症状との鑑別を、まずおこなう

病的な不安、抑うつが見られるときも、不安症やうつ病と断定せず、ほかの要因を探る。

アカシジア

じっとしていられず、ソワソワと動き回るのが特徴

代表的な原因薬

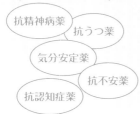

- 抗精神病薬
- 抗うつ薬
- 気分安定薬
- 抗不安薬
- 抗認知症薬

「うつ病かと思ったら、アカシジアだった」という例は少なくない。体をムズムズさせ、動き回るなどの症状がないかを見て、原因となる薬を服用していないかも調べる。

低活動型せん妄

昼夜逆転など、睡眠の問題から始まりやすい

興奮症状が前面に出る「過活動型せん妄」と異なり、うつ病との判別がつきにくい。昼夜逆転に陥っていないか、覚醒度が低下していないかなどをチェックする。

代表的な症状

- 活動量の低下
- 行動速度の低下
- 状況認識の低下
- 会話量・速度の低下
- 無気力
- 覚醒度の低下

不安症状、随伴症状が強いときは、抗不安薬を使う

不安症の診断基準を念頭に置いてアセスメントし、主治医に相談を。抗不安薬で改善することが多い。

不安症の診断基準
（DSM-5 より）

- ☑ 多くのできごと、活動について過剰な不安と心配が続く
- ☑ 心配を抑制することが、自分でもむずかしいと感じている
- ☑ 不安、心配にともなう以下の症状が 3 つ以上ある
  - ◆落ち着きのなさ、緊張感、または神経の高ぶり
  - ◆疲労しやすい　◆集中困難、または心が空白になる
  - ◆易怒性　◆筋肉の緊張　◆睡眠障害
- ☑ 不安、心配、身体症状で強い苦痛があるか、生活上の支障がある
- ☑ 薬物や身体的な基礎疾患、その他精神疾患が原因ではない

診断はできなくても、このような視点でアセスメントを！

抗不安薬の使用

ベンゾジアゼピン系抗不安薬

服用開始後は日中の眠気、ふらつきに注意

抗不安薬の服用中は、日中に眠気やふらつきが出ていないか確認。生活の妨げになっているときは、投与量や投与時間を変えてもらう。

抑うつ症状の治療は、鎮痛をかねておこなうことも

うつ病の診断基準を理解してアセスメントを。必要に応じて抗うつ薬を使う。

うつ病の診断基準
（DSM-5 より）

以下のような症状がほとんど毎日続く
（または 1 日中続く）

- ☑ 本人の言葉や他者の観察でわかる、抑うつ気分
- ☑ 日々の活動における興味・喜びの著しい減退
- ☑ 有意な体重の減少・増加、または食欲の減退・増加
- ☑ 不眠、過眠　　☑ 精神運動の焦燥または制止
- ☑ 疲労感、気力の減退　☑ 無価値観、過剰または不適切な罪責感
- ☑ 思考力・集中力の減退、または決断困難

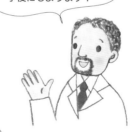

実際に薬を使うかどうかは予後にもよります！

抗うつ薬の使用

三環系抗うつ薬

鎮痛補助薬としても効果が高い

鎮痛効果があり、痛みが強い人にはとくに適する。少量から開始し、口渇、便秘などの副作用が出ていないか確認。

四環系抗うつ薬

抑うつのほか、不眠にも効果的

比較的即効性があり、三環系よりは副作用が少ない。ただし便秘、口渇、排尿障害、低血圧などの副作用には注意。

SSRI

便秘しにくいが、悪心症状に注意

効果発現に時間がかかるため、予後が数か月以上の患者に向く。従来薬より便秘が起きにくいが、悪心には注意。

SNRI

比較的使いやすいが、保険適応はない

積極的には使われないが、副作用が少なく、不安にも効果的とされる。

NaSSA

SSRIでは悪心が出やすいときに

SSRIでは悪心が生じるとき、睡眠を促したいときに使うことがある。

SARI

不眠症状があるときに使われることも

不安、焦燥、不眠などの随伴症状が強いときに使うことがある。

不眠症状の改善も、不安、抑うつ軽減に役立つ

不安や抑うつが見られる人には、不眠の問題が隠されていることも。睡眠状況をよく確認し、生活リズムの改善を試みましょう。必要に応じて、睡眠薬も使っていきます。

生活リズムと全身のアセスメントから、適切な対処法を見つける

何が原因で不眠が起きているかをまず考えて、とり除ける要因があればとり除く。

不眠の
原因は？

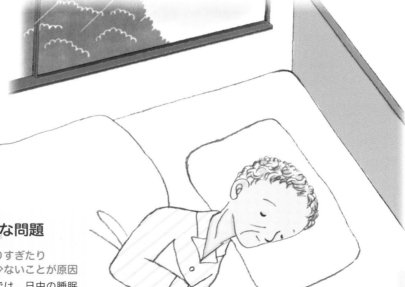

原因1 生理学的な問題

- 日中の睡眠
- 夜間の睡眠環境
- 認知症などによる昼夜逆転

日中に眠りすぎたり活動量が少ないことが原因
入院患者では、日中の睡眠や活動量の低下が原因となりやすい。認知症による昼夜逆転、夜間の頻尿なども、夜の睡眠の妨げとなる。

原因2 コントロール不十分な身体症状の問題

- 痛み
- 呼吸困難
- かゆみ
- 悪心
- 便秘・下痢

不快な症状をまずとり除くことが先決
痛み、かゆみなどの身体的苦痛や不快感、悪心や嘔吐、失禁などの症状が、不眠の原因に。薬の使用や増量でとり除けるものも多い。

原因3 薬の使い方の問題

- 睡眠薬の種類と量、服用時間
- 抗不安薬の種類と量、服用時間
- ステロイドの量、服用時間

薬の副作用のほか、カフェイン類の接種にも注意
睡眠薬の量・服用時間の問題による昼夜逆転、過剰なステロイドによる不眠症状など。在宅では、カフェインやアルコールの影響もある。

生活リズムの改善など、基本のケアをまず試みる

不安や抑うつ症状に、不眠が関係していることもよくあります。不安や抑うつで眠れないこともあれば、不眠のせいで、不安や抑うつが強まっているケースもあります。

不眠が認められるときは、まず生活リズム改善などで対処を。日中は可能な範囲で離床を促し、敷地内での散歩などで活動量を増やします。就寝前には、患者の嗜好にあったリラクゼーション法をとり入れてみましょう。

睡眠薬は、起床時間を考えて調節しながら使う

それでも改善しないときは、薬物治療を検討します。日中の活動の妨げとならないよう、投与時間と用量を調節して使うことが重要です。緩和ケア病棟では、医師の指示の範囲内で、看護師がこまやかに調節していくことも求められます。薬剤ごとの作用時間分類も頭に入れておくといいでしょう。起床時に効果の遷延があれば、医師に報告し、作用時間の短い薬に変えてもらいます。

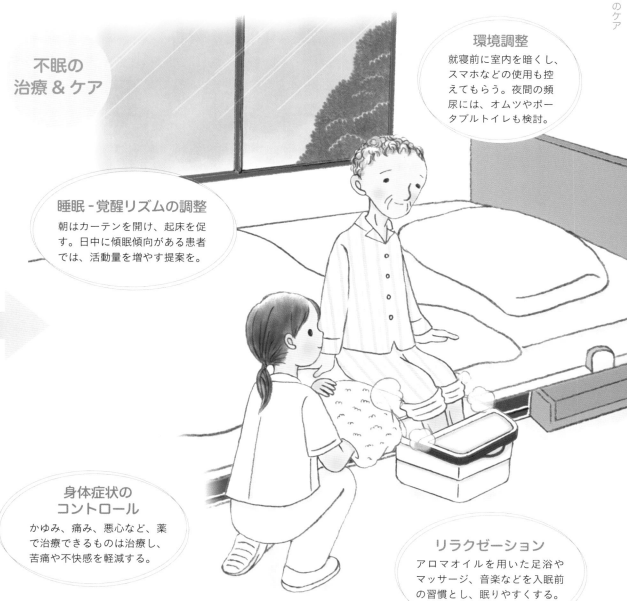

不眠の治療＆ケア

環境調整
就寝前に室内を暗くし、スマホなどの使用も控えてもらう。夜間の頻尿には、オムツやポータブルトイレも検討。

睡眠 - 覚醒リズムの調整
朝はカーテンを開け、起床を促す。日中に傾眠傾向がある患者では、活動量を増やす提案を。

身体症状のコントロール
かゆみ、痛み、悪心など、薬で治療できるものは治療し、苦痛や不快感を軽減する。

リラクゼーション
アロマオイルを用いた足浴やマッサージ、音楽などを入眠前の習慣とし、眠りやすくする。

早期からのリハビリで ADLを最期まで保つ

がんリハビリテーションは、早期から終末期までのがん患者を対象としたリハビリです。
がん治療や、がんの進行による機能低下を防ぎ、最期までよりよい生活を送れるよう支援します。

セルフケア能力、移動能力は QOLに大きくかかわる

早期からの緩和ケアと同様に、現在では、早期からの「がんリハビリテーション」にも注目が集まっています。がんの進行によるADL（日常生活動作）低下を防ぎ、QOLを最期まで保つことが目的です。

たとえば移動や食事、排泄、入浴が自分でできるだけでも、自立した生活を続けられます。最近では働きながら治療を受ける患者も多く、リハビリの重要性が高まっています。

リハビリの効果は 精神面でもプラスになる

治療早期の患者は、治療中・治療後の生活に大きな不安を感じています。この段階でリハビリチームが介入し、術後リハビリなどの説明をすることは、安心感をもたらします。治療中の体力低下も、最小限に抑えられます。

がんが進行した後も、リハビリは重要です。「できなかったことができた」という喜びは気力の充実につながりますし、残された機能を維持することで、自尊心も保たれます。

がんリハビリテーションは、4段階に分けられる

リハビリは、診断後から終末期までの全段階でおこなわれるが、緩和ケアではⅢとⅣがとくに重要。

Ⅰ 予防的 リハビリテーション

診断直後から始め、機能障害を防ぐ

がんの診断直後や、手術や抗がん剤・放射線治療の前に始める。治療による機能障害の予防が、おもな目的。

Ⅱ 回復的 リハビリテーション

手術などの治療後に、機能回復をめざす

治療開始後におこなう。残された機能の維持・向上と、筋力・体力の回復が目的。治療にもよい影響をもたらす。

Ⅲ 維持的 リハビリテーション

がんの進行中も、ADLを低下させない

再発・転移による機能障害があっても、自助具の活用、セルフケア法の習得などで、機能の維持・改善をめざせる。

Ⅳ 緩和的 リハビリテーション

症状緩和や拘縮予防でQOLを保つ

体力低下などによる苦痛の緩和、拘縮予防のケアなどを中心におこない、QOLを最期まで保てるようにする。

全身の転移や浸潤による障害が、がんリハビリの対象

がんリハビリは、がんとその治療による全身への影響が対象。悪性腫瘍随伴症候群やがん性末梢神経炎のように、間接的影響による症状も含む。

脳腫瘍・脳転移

頭蓋内圧の亢進、局所の圧迫で脳機能障害が生じる

頭蓋内圧の亢進で、頭痛や嘔気に苦しむことが多い。
脳の各部位ががんに圧迫され、片麻痺や高次脳機能障害が生じることも。

悪性腫瘍随伴症候群

肺がんや乳がんなどで小脳変性症をきたすことも

小脳変性による運動失調のほか、末梢神経炎、筋炎をはじめとする症候群。起居動作や階段昇降などの移動能力に支障が出やすい。

脊髄＆脊椎の腫瘍・転移

肺がんなどで起こる胸椎への転移が多い

肺がん、乳がんなどの胸部のがんが転移しやすい。脊椎が不安定になり、四肢麻痺、対麻痺、痛み、排尿障害などの症状が出ることも。

骨転移

脊椎と長幹骨への転移で痛み、神経症状が出る

脊椎転移による痛みやしびれ、脊椎の圧迫骨折などが見られる。手や腕の大きな骨（長幹骨<ちょうかんこつ>）への転移では、突然の骨折も起こりえる。

がん性末梢神経炎

手足の感覚障害、運動障害、混合性障害の３つがある

手足がしびれるような感覚異常や、麻痺で足関節を動かしにくくなる「下垂足<かすいそく>」などの障害が代表的。
両者の混合性もある。

腫瘍の直接浸潤

腹膜播種<ふくまくはしゅ>、腋窩リンパ節転移などで神経叢麻痺<しんけいそうまひ>が起きる

腹膜播種や、消化器がん、乳がんの直接浸潤など。胸腹部の神経叢から神経支配を受けている、手足や胸腹部、腰部の一部が障害される。

安静時＆運動時の痛み

痛みを十分コントロールしてリハビリテーションに臨む

痛みが強いままではリハビリができない。緩和ケア医や主治医と連携し、安静時・運動時の痛みを適切にコントロールする。

進行がん、末期がんであっても
リハビリ効果が期待できる

がんが進行し、緩和的治療・ケアが主体となるタイミングでは、それに応じたリハビリが必要。
積極的な機能向上でなく、機能を維持し、いい時間を長く過ごせるようにすることが目的です。

ADLを保ち、安楽に過ごすためのリハビリが中心

進行がんの患者を対象とした「維持的リハビリテーション」では、ADLを維持する内容を中心におこなう。

維持的リハビリ

1 福祉機器を使いながら残存能力を保つ

杖や補装具、車椅子などの福祉機器をスムーズに使えるよう練習し、移動能力を保つ。在宅で過ごす場合は、手すりの設置などの住宅改修も、極力早めに進めておく。

自分で動けることは、精神面でも好影響

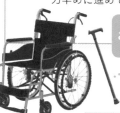

2 基本動作、歩行のコツをつかむ

起居動作や歩行、階段昇降などを、理学療法士の指導でおこなう。がんやがん治療による障害、体力低下があっても、動作のコツを習得し、ADLを保つことが重要。

3 廃用症候群、関節の拘縮を防ぐ

廃用症候群による筋力低下や拘縮による関節の可動域制限予防のため、床上での他動運動、ストレッチなどをとり入れる。病棟では看護師がおこなってもいい。

足を動かしますねー

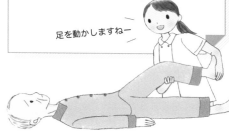

4 圧迫やリンパドレナージで浮腫を改善

浮腫が強いと日常生活動作にも支障をきたす。圧迫療法などのセルフケアのほか、専門的知識をもつリハビリチームに依頼し、リンパドレナージを実施する方法も。

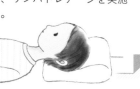

5 摂食嚥下リハで口から食べる力を保つ

嚥下機能の評価を受けたうえで、口腔周囲の動きをよくするマッサージ、咀嚼機能や嚥下機能を高める発声訓練などを実施。看護師や介助者も積極的におこなうといい。

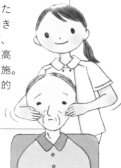

（『がんのリハビリテーションマニュアル　周術期から緩和ケアまで』辻 哲也編、医学書院、2011 より作成）

いまの機能をできるだけ保つことが、リハビリのゴール

がんが進行し、機能障害が見られる患者にも、がんリハビリテーションは有効です。

ただしこの時期には、機能回復よりも、残存機能の維持を重視。歩行、排泄、食事などの日常生活動作を、できるかぎり自分でできるように支援します。理学療法士の指導のもと、自助具の活用を促すとともに、拘縮や筋力低下を防ぐ運動をおこないます。

看護師が病棟でできるリハビリプログラムも多い

生命予後がさらに短くなると、「緩和的リハビリテーション」が主体となります。リハビリを続けていても、ADLが低下してきたら、下図の緩和的リハビリに切り替えましょう。

多くは、看護師が日常的におこなうケアと重なります。「いまの苦痛は何か」「どんなリハビリが可能か」をリハビリチームと検討し、協力し合いながら進めていきます。

緩和的リハビリ

1 物理療法で痛みをやわらげる

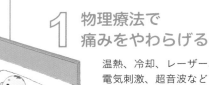

温熱、冷却、レーザー、電気刺激、超音波などの物理的エネルギーで、血流改善や筋の収縮を促す方法。心地よく感じられ、がん疼痛の緩和につながる。

2 ポジショニング＆リラクゼーションで痛みを緩和

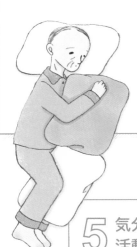

痛みを感じにくい姿勢を把握したうえで、同一体位による褥瘡を防ぐ工夫を。足浴やマッサージなどのリラクゼーション法も、緩和的なリハビリのひとつといえる。

3 リンパドレナージで浮腫のつらさを緩和

無理に圧迫療法をすると、脆弱な皮膚を傷つけかねない。可能な範囲で、専門家によるリンパドレナージを検討。苦痛から少しでも解放されるように努める。

4 呼吸介助などで息苦しさを抑える

両手を胸部か背部にあて、胸郭運動を徒手的に助ける「呼吸介助」が効くこともある。姿勢を正して胸郭を広げるだけでも、呼吸困難の改善に役立つ。

5 気分転換になる活動をとり入れる

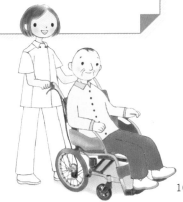

車椅子でもいいので、外を散歩するなどして気分転換をはかる。家族・親族・友人の見舞いや、看護師との他愛ない日常会話などが気分転換になることも多い。

チーム全員で話し合い、進行状況に応じた調整を

進行後のがん患者の状況は、刻々と変化していきます。療養場所も一定ではなく、在宅療養と入院をくり返すことも。療養場所と進行状況に即して、リハビリ内容を調整していきましょう。

目標はつねに変わっていく。チームでの検討をくり返して

がんリハビリは、多職種からなるリハビリチームでおこないます。リハビリ医を中心に、チーム全員で計画の作成・共有をおこない、進行に応じて調整しながら進めていきます。

末期がんになってからも、在宅での生活と一時入院をくり返す人はめずらしくありません。在宅での機能維持、緩和を目的としたリハビリプログラムも、あわせて考案するのが理想的です。病棟のチームと、訪問の理学療法士や作業療法士、訪問看護師らで情報を共有しつつ、最期までいい時間を過ごせるようサポートしていきます。

多くの職種でかかわり、病院でも自宅でもリハビリを継続

進行後は、入退院をくり返す人が多い。つねに連携をとりながらリハビリを進める。

リハビリ医・主治医
リハビリ医が治療計画を策定し、主治医と連携して実行する。

理学療法士 (PT)
他動運動も含めた運動療法などで、身体機能の維持に努める。

病棟看護師
全身状態や患者の思いをよく理解したうえで、リハビリを支援する。

作業療法士 (OT)
福祉機器を用いた動作を含め、ADLを保つための指導、訓練をする。

病院でも自宅でも、最期までQOLを保てるようにチームで連携！

言語聴覚士 (ST)
聴覚、発語、嚥下などの機能回復訓練、代替ツールの提案などを担う。

義肢装具士 (PO)
医師処方のもとで、ひとりひとりにあった義肢や装具を作成する。

メディカル・ソーシャル・ワーカー(MSW)
経済的な問題を含め、社会福祉の立場から、助言や支援をおこなう。

介護福祉士
訪問介護員とともに、食事や入浴、排泄などの生活行為をサポート。

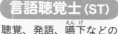

ケアマネジャー
介護保険制度でのケアプラン作成、介護事業者との調整を担う。

訪問看護師
自宅を訪問し、全身状態のアセスメントと、生活に即したケアを実施。

進行した心不全や腎不全、COPDなどに対応

非がん患者の緩和ケア

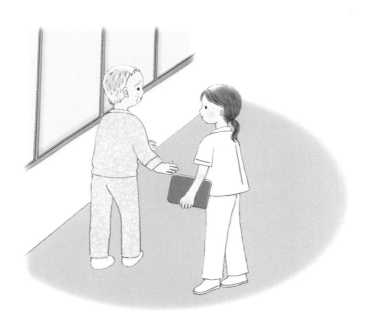

治癒困難な疾患は、がんだけではありません。

心不全や腎不全、COPD末期など、耐えがたい苦痛に

悩まされる疾患は多くあります。がん患者と同様に、

薬物療法と日々のケアでつらい症状をコントロールしましょう。

増悪、寛解をくり返しながら 終末期へと向かう

心不全は、心機能が徐々に低下し、やがて回復不能になる病態。終末期に呼吸困難などで 苦しむ患者が多いことから、最近では心不全の緩和ケアの重要性が、広く浸透しつつあります。

予後予測がむずかしく 患者と医療者の認識がずれることも

心不全は、機能的・器質的異常で心機能が 低下し、全身に十分な血液を送れなくなった 状態。初期には症状がほとんどなく、器質的 異常もありません。進行すると、左室肥大な どの器質的異常から、息切れ、疲労感などの 症状が出ます。この段階から急性増悪（急性 心不全）をくり返し、やがては薬物治療にも反 応しなくなります。これが心不全の末期です。

何度目の増悪が致命的となるかは、判断が むずかしいところ。患者も「またよくなるは ず」と期待を抱きやすく、心の準備ができな いまま、終末期を迎える人もいます。

急性増悪を何度かくり返し、末期～終末期へ

症状を薬でコントロールできる。しかし急性増悪をくり返すうちに、治療に反応しなくなる。
直線的な変化ではないぶん、予後予測がむずかしい。

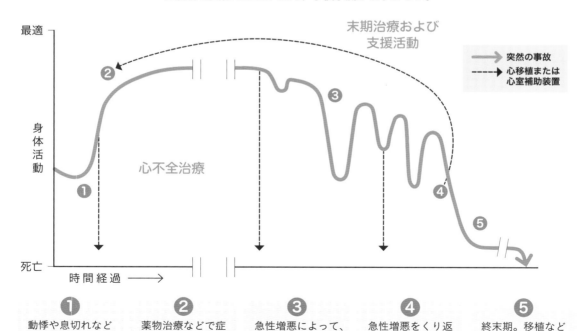

❶ 動悸や息切れなど の初期症状が現れ、 心不全の治療を開 始。

❷ 薬物治療などで症 状をコントロール すれば、身体機能 は保たれる。

❸ 急性増悪によって、 身体機能が一気に 低下するが、治療 で改善する。

❹ 急性増悪をくり返 すうちに治療効果 も出なくなり、身 体機能が悪化。

❺ 終末期。移植など をおこなわなけれ ば、回復は期待で きない。

（「End-stage heart disease in the elderly.」Martinez-Sellés M, et al. Revista Española de Cardiologia vol.62（4）：409-421, 2009 より作成）

NYHA分類Ⅲ以上が、緩和ケア開始のタイミング

進行にともなう症状の悪化を理解し、緩和ケア介入のタイミングを考える。

**心不全の
ステージ分類**

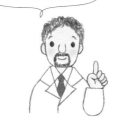

緩和ケアのおもな対象は、
ステージ D です

ACCF/AHA 分類		NYHA 心機能分類
A	器質的心疾患のない リスクステージ	該当なし
B	器質的心疾患のある リスクステージ	該当なし
C	心不全ステージ	Ⅰ 心疾患はあるが身体活動に制限はない。日常的な身体活動では 著しい疲労、動悸、呼吸困難あるいは狭心痛を生じない
		Ⅱ 軽度ないし中等度の身体活動の制限がある。安静時には無症状。日 常的な身体活動で疲労、動悸、呼吸困難あるいは狭心痛を生じる
		Ⅲ 高度な身体活動の制限がある。安静時には無症状。日常的な身体 活動以下の労作で疲労、動悸、呼吸困難あるいは狭心痛を生じる
		Ⅳ 心疾患のためいかなる身体活動も制限される。心不全症状や狭心痛 が安静時にも存在する。わずかな労作でこれらの症状は増悪する
D	治療抵抗性 心不全ステージ	Ⅲ 高度な身体活動の制限がある。安静時には無症状。日常的な身体 活動以下の労作で疲労、動悸、呼吸困難あるいは狭心痛を生じる
		Ⅳ 心疾患のためいかなる身体活動も制限される。心不全症状や狭心痛 が安静時にも存在する。わずかな労作でこれらの症状は増悪する

ACCF/AHA（米国心
臓病学会財団／米国
心臓協会）のステー
ジ分類と、NYHA（ニ
ューヨーク心臓協
会）の心機能分類の
対比。ステージ C、D
になると日常生活が
困難になってくる。

（「2013 ACCF/AHA guideline for the management of heart failure : a report of the
American College of Cardiology Foundation/American Heart Association Task Force on
practice guidelines.」Yancy CW, et al. Circulation vol.128 (16)：e240-327, 2013 より作成）

**進行後に必要な
緩和ケア**
ACC/AHA
ガイドライン報告

1	機能的予後および生命予後に関して、患者と家族に対し、継続的に教育をおこなうこと
2	臨床的な状態を再評価して、患者および家族に終末期医療についての意向を伝える事前指示書を作成 し実行することの選択と、緩和ケアやホスピスケアサービスの役割についての教育をおこなうこと
3	ICD（植込み型除細動器）の除細動機能を停止する選択について、話し合うこと
4	入院と在宅での医療ケアの継続性を保証すること
5	麻薬を含む苦痛をとり除くために適切なホスピスケアが推奨されること、 症状緩和のために強心薬や利尿薬を投与することを除外すべきではない
6	心不全患者にかかわるすべての医療者が、現在の終末期のプロセスを検証し、 緩和ケアと終末期ケアのアプローチの改善に向けてとり組むこと

ACC/AHA（米国心臓
病学会／米国心臓協
会）のガイドライン
では、終末期に必要
な介入として、患者・
家族教育、ACP のた
めの話し合いなどを
推奨している。

（「2009 focused update incorporated into the ACC/AHA 2005 Guidelines for the Diagnosis and Management of Heart Failure in Adults : a report
of the American College of Cardiology Foundation/American Heart Association Task Force on Practice Guidelines : developed in collaboration
with the International Society for Heart and Lung Transplantation.」Hunt SA,et al. Circulation vol.119 (14)：e391-479, 2009 より作成）

年2回の入院をめどに
これからの治療とケアを話し合う

心不全は予後予測がしにくいうえ、服薬や
自己管理で、いい状態を長く保てる病気です。
そのため、「患者の治療意欲を奪うのでは」と
いう懸念から、予後を伝えにくいという医療
者もいます。しかし、進行を十分に理解でき
ないまま終末期に入ると、望む人生を全うす
ることはできません。急性増悪時の医療処置
にも本人の希望が反映されません。こうした

事態を避けるためにも、今後の治療方針を話
し合い、ACP を作成しておく必要があります。
一般的には、年に二度目の入院となったと
きが、適切なタイミング。今後についてどの
ように考えているかを、さりげなく尋ねます。
看護師は、医師の説明に対する患者の理解
度を確認し、わからない点は補足しましょう。
また、医師が回復に向けた努力をしているこ
となどをきちんと伝え、患者の気持ちに寄り
添うことも忘れないでください。

呼吸困難や倦怠感、痛み、不安をやわらげる

心不全が悪化し、治療困難な段階になると、ほとんどの人が呼吸困難、倦怠感などの苦痛を訴えます。がんの緩和ケアと同様、薬を使って症状をコントロールし、QOLの維持をめざします。

治療への反応があるうちはACE阻害薬、ARBなどを使う

ステージCの段階では、心機能悪化を防ぐための治療を積極的におこないます。左室機能が低下していれば、ACE阻害薬やARBなどを使用。不整脈が原因の心不全では、心拍を正常化する「ICD（植込み型除細動器）」「CRT（心臓再同期療法）」も選択肢となります。

しかしステージDに進行すると、これらの治療効果が得られなくなります。根本的な治療法は心臓移植ですが、待機患者が多く、待機のための補助人工心臓には年齢制限もあります。そのため、呼吸困難などの症状をいかにコントロールするかが治療目標となります。

治療に反応しなくなったら、症状の緩和に努める

ステージCからDに進行し、改善が見込めなくなったときには、緩和ケアが主体となる。

ステージC

左室機能障害の有無で、治療法が異なる

左室収縮機能が低下している場合には、心機能保護に役立つ降圧薬などを使用。左室機能が保たれた患者では、原疾患である不整脈や虚血性心疾患の治療が主体。

HFrEF（左室機能が低下した心不全）

薬物療法	◆ACE阻害薬　◆ARB ◆MRA（ミネラルコルチコイド受容体拮抗薬） ◆β遮断薬　◆利尿薬 ◆血管拡張薬（カルペリチド）　　　など

HFpEF（左室機能が保たれた心不全）

薬物療法	◆利尿薬　◆基礎疾患の治療薬　など
非薬物療法	（不整脈合併例） ◆ICD（植込み型除細動器） ◆CRT（心臓再同期療法）

ステージD

呼吸困難などの症状コントロールが中心

治療効果が得られなくなり、年に2回以上の入院をくり返す。移植以外の方法では改善が見込めなくなり、症状緩和が主となる。ESC（欧州心臓病学会）のガイドラインでも、以下が緩和ケア適応のめやすとされている。

＼ 緩和ケアの適応 ／

- 適切な薬物療法、非薬物療法をおこなっても、QOLが著しく低下
- 心身の機能低下で生活のほとんどに介助を要する
- 適切な治療をしていても、頻回の入院、重症化をくり返す
- 心不全や補助人工心臓の適応がない
- 心臓悪液質で食欲低下、体重減少が見られる
- 臨床的に、終末期に近いと判断される

オピオイドなどを使って、つらい症状をコントロール

終末期になると、以下の症状をいくつも抱えることになり、生活に支障をきたす。

呼吸困難の緩和

**経口モルヒネを
少量で使うことが多い**

心機能以外の原因があれば、先に治療を。胸水貯留があれば、利尿薬やドレナージで対処する。それでも改善しなければ、少量のモルヒネや抗不安薬などで症状をコントロールする。

痛みの緩和

**心臓由来かどうかで
必要な治療が異なる**

心臓性疼痛には、狭心症治療薬で対処。体力があれば狭心症の手術も選択肢となる。非心臓性疼痛には、アセトアミノフェンかオピオイドを使用。

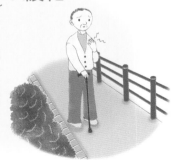

倦怠感の緩和

**低K血症などの原因があれば、
とり除く**

利尿薬の過量投与による低K血症、β遮断薬の使用、睡眠障害、貧血、うつなど、関連要因の治療が先決。それでも倦怠感が強く、苦痛を訴えるときには、ステロイドや強心薬の使用が検討されることもある。

不安、抑うつの緩和

**心のケアを中心に
睡眠薬も検討**

がん患者と同様に、つらい思いに寄り添い、精神的なサポートを。それでも不眠や不安、抑うつ症状が強いときは、ベンゾジアゼピン系薬、SSRIなどを使う。

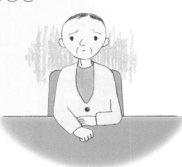

食欲低下＆心臓悪液質の緩和

食欲低下などを改善できる薬剤はなく、可能なかぎり経口摂取でエネルギー量の確保をめざす。

悪心・嘔吐の緩和

メトクロプラミドが有効。嘔吐をくり返す場合には、ドンペリドン坐剤が効くこともある。

便秘の緩和

酸化マグネシウムなどの浸透圧性下剤と、センナなどの大腸刺激性下剤の併用が効果的。

スキントラブルの予防

皮膚が脆弱になるため、清潔ケア後に保湿剤を塗布。かゆみがあればメントール成分も有効。

心不全でのオピオイド使用には患者・家族教育も欠かせない

心不全が進行するにつれ、呼吸困難や倦怠感、痛みなどのつらい症状が増していきます。夜間も苦痛で目がさめて、睡眠障害や不安・抑うつ症状を併発する患者も少なくありません。悪心・嘔吐などが生じることもあります。

このような症状には、がんの緩和ケアと同様、薬での緩和を試みます。モルヒネなどのオピオイドも有効です。

ただし心不全患者には、オピオイドに関する予備知識がなく、心理的抵抗感を覚える人もいます。看護師からも安全性や有効性について説明し、患者や家族の不安をとり除くことが大切です。治療として適切な量を使っているかぎり、中毒には陥らないこと、呼吸が楽になって過ごしやすくなることなどを、わかりやすく伝えましょう。

食事などの生活管理とともに、つらい症状をケアで軽減

治療的ケアとしては、食事や体液バランスの管理が有効です。少し動いただけでも疲れたり、息苦しくなったりするときには、少しでも楽に過ごせるようなケアをおこないましょう。

がん患者のための工夫は心不全の緩和ケアでも有効

末期心不全における呼吸困難、倦怠感などの苦痛は、薬物療法だけではとり除けません。がん患者の緩和ケアと同様、環境調整などの日常的なケアが不可欠です。

たとえば、呼吸困難が強いときには、呼吸を楽にするための姿勢の調整、室温調節、換気などに気を配ります。予後がある程度見込めるなら、呼吸トレーニングも有効。不安や抑うつ改善のための気分転換やリラクゼーションも提案するといいでしょう。

在宅患者では、日常生活動作で心臓に負荷がかかり、症状が悪化することもよくあります。福祉機器などを活用し、負担を減らす生活動作を提案することも大切です。

ICD停止などの対応についても患者・家族と話し合っておく

ACPについては早めに話し合っておくのが理想的ですが、心の準備ができないまま、終末期が近づいてしまうこともあります。どこまで考えているか、家族と話せているかなどを確認し、意向を聞いておくことも大切です。

心不全でとくに問題となるのは、ICD、CRT-Dなどのデバイスです。致死的な不整脈を防げる反面、作動時の衝撃も大きく、不快感をともないます。「終末期をおだやかに過ごしたい」「蘇生はしてほしくない」という患者にとっては、望ましい事態ではありません。急変時対応とともに、デバイスの停止についても話し合っておきます。医師にも患者との話し合いを促し、意思決定を支援しましょう。

病態の変化を見ながら、意思決定支援を続ける

身近でケアする看護師だからこそ、聞けることもある。経過とともに揺れ動く思いを受け止め、意思決定支援を継続的におこなう。

ICD、CRT-Dの停止は？

終末期になるほど心室性不整脈が起きやすくなる。ICD、CRT-Dの作動機能を維持するか、停止させるかどうかを話し合っておきたい。

急激に悪化したときの治療は？

蘇生の意思確認とともに、人工呼吸器の使用、強心薬の持続投与、腎代替療法などの処置についても検討してもらう。

手術適応とそのリスクは？

冠動脈疾患や心臓弁膜症による不整脈は、手術での改善の余地がある。効果とリスクを十分に説明し、希望を聞く。

補助循環や補助人工心臓の希望は？

循環動態改善のための「IABP（大動脈バルーンパンピング術）、補助人工心臓についても、適応や希望を話し合う。

心負荷をなるべく減らし、快適に過ごすためのケアを

心臓に負荷をかけず、少しでも楽に過ごせる工夫を考える。

食事&体液バランスのケア

▶塩分・水分管理は大事。
ただし悪液質では柔軟に対応

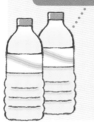

**1日1Lまでを
めやすに！**

体液過剰だと、呼吸困難に陥りやすい。患者の負担にならないようなら、塩分・水分の管理、体重測定などを継続する。ただし食欲低下、体重減少が認められる患者には、「食べられるものを少しでも食べてもらう」ことが優先。

ポジショニングの工夫

▶ファウラー位や起座位で
呼吸を楽にする

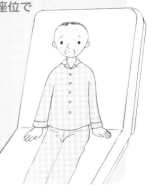

ファウラー位や起座位で過ごしてもらうと、呼吸が楽になる。オーバーテーブルに枕を置いてもたれてもいい。就寝時は好きな体位でかまわないが、体重が減少している患者では、褥瘡(じょくそう)の徴候に注意。

環境面でのケア

▶扇風機やうちわで送風し、
呼吸困難を緩和

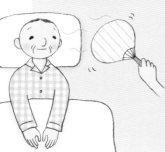

室内を涼しくしたほうが、呼吸困難が改善しやすい。扇風機やうちわでの送風も効果的。身につけるものへの配慮も必要。体をしめつける衣類、下着、靴下などは避け、大きめのものを用意してもらう。

リラクゼーションの提供

▶不安やパニックをしずめる
代替・補充療法を試す

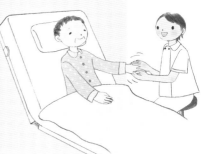

不安感は、呼吸困難の増悪因子。パニック発作でますます苦しくなることもある。
足浴やアロマセラピーなどのほか、ひとりで楽しめる音楽や映画鑑賞なども、気分転換としてとり入れたい。

日常動作の援助

▶在宅ではとくに
入浴その他の負担を減らす

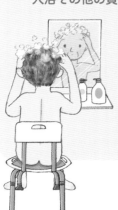

簡単な日常動作でもひどく疲れるため、エネルギーの消耗を防ぐようにする。病棟ではケアの負担軽減を工夫。在宅では、入浴時にシャワーチェアを使うなど、福祉機器を含めた工夫を。

呼吸訓練の援助

▶状態が安定しているときには
口すぼめ呼吸などを実践

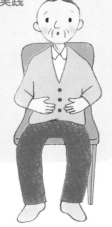

口すぼめ呼吸や腹式呼吸などを身につけると、自分で呼吸をコントロールする感覚が得られ、パニック発作の予防にもなる。
歩行時や階段昇降時での呼吸のペース配分も指導しておきたい。

111

慢性腎臓病（CKD）の進行で透析を要する患者が増加

CKD が進行し、腎臓が機能を果たせなくなると、やがては腎不全に。末期腎不全で透析療法を受ける患者は年々増えており、透析開始や中止に関する ACP も問題となっています。

糖尿病などによる末期腎不全で透析を余儀なくされる

慢性腎臓病とは、糖尿病などが原因で、腎機能が徐々に低下する腎臓病の総称です。進行とともに糸球体濾過量（GFR）が低下し、GFR が15未満になると末期腎不全と診断されます。

進行段階では、薬物治療や生活改善を積極的におこないますが、末期腎不全まで進むと、命にかかわる状態に。血液透析、腹膜透析、腎移植のいずれかで対処しなくてはなりません。

末期腎不全で透析を受ける人が、年々増えている

CKD が進行し、末期腎不全に至ると、透析療法などが必要となる。

原疾患		蛋白尿区分	A1	A2	A3
糖尿病		尿アルブミン定量 (mg/日)	正常	微量アルブミン尿	顕性アルブミン尿
		尿アルブミン /Cr 比 (mg/gCr)	30 未満	30〜299	300 以上
高血圧 腎炎 多発性嚢胞腎 腎移植 不明 その他		尿蛋白定量 (g/日)	正常	軽度蛋白尿	高度蛋白尿
		尿蛋白 /Cr 比 (g/gCr)	0.15 未満	0.15〜0.49	0.50 以上
GFR区分 (mL/分 /1.73m²)	G1	正常または高値	≧90		
	G2	正常または軽度低下	60〜89		
	G3a	軽度〜中等度低下	45〜59		
	G3b	中等度〜高度低下	30〜44		
	G4	高度低下	15〜29		
	G5	末期腎不全(ESKD)	＜15		

（『エビデンスに基づく CKD 診療ガイドライン 2018』一般社団法人 日本腎臓学会編、東京医学社、2018 より引用）

CKD（慢性腎臓病）の重症度分類

腎不全の重症度は、原疾患と GFR 区分、蛋白尿区分によって判断される。赤い部分がもっともハイリスクで、GFR ＜15 は末期腎不全。

GFR ＜ 15 の末期腎不全患者が透析の対象

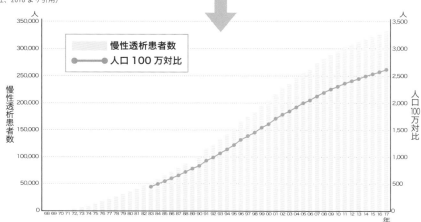

CKD 有病率 & 透析患者の推移

透析療法を受けている患者は 33 万人を超え、現在も著しい増加傾向にある。人口 100 万人あたりの有病率も上昇しており、日本は台湾についで世界 2 位。

凡例：慢性透析患者数 ／ 人口 100 万対比

縦軸左：慢性透析患者数（人）350,000 / 300,000 / 250,000 / 200,000 / 150,000 / 100,000 / 50,000

縦軸右：人口 100 万対比（人）3,500 / 3,000 / 2,500 / 2,000 / 1,500 / 1,000 / 500

横軸：68 69 70 71 72 73 74 75 76 77 78 79 80 81 82 83 84 85 86 87 88 89 90 91 92 93 94 95 96 97 98 99 00 01 02 03 04 05 06 07 08 09 10 11 12 13 14 15 16 17 年

（「わが国の慢性透析療法の現況（2017 年 12 月 31 日現在）」新田孝作ほか、日本透析医学会雑誌 vol.51（12）：699-766, 2018 より引用）

先の見えない透析治療。なかには中止を望む人も

透析療法のなかでもっとも一般的なのが、血液透析。平均1回4時間、週3回の通院が必要で、身体的にも肉体的にも大きな負担となります。全身状態が悪化した人では、なおさらです。そのため透析療法をためらったり、途中でやめることを望む人もいます。

近年、日本透析医学会では、患者のこのような意思を支援・尊重するための提言をまとめました。今後はこうした提言をもとに、患者が最善の選択をできるように、透析治療のありかたを考えていく必要があります。

透析の開始と見合わせ、緩和ケアについて、よく話し合う

提言では患者と家族の意志を尊重し、文書として残すことを勧めています。また、透析開始時だけでなく、開始後の見合わせや再開についても、患者や家族の価値観を尊重することの重要性を指摘しています。

緩和ケアチームとしては、これまで以上に、透析療法についてわかりやすい説明をすることが求められます。開始後の見合わせ・再開の選択肢についてもていねいに説明し、患者や家族が、納得のいく意思決定ができるように支援してください。

透析にまつわるACPは、患者・家族・チームで十分に検討を

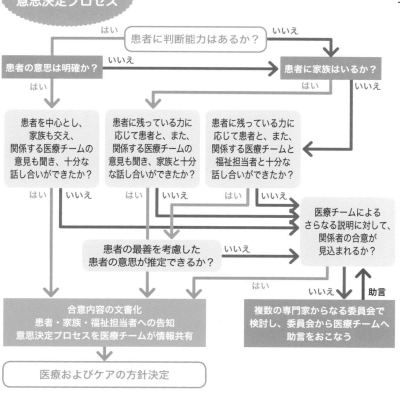

透析見合わせ時の意思決定プロセス

透析中止の判断は、患者と家族、主治医、緩和ケアチームなどで十分に話し合って決める。

日本透析医学会の事前指示書の例

日本透析医学会による、意思決定プロセスに関する提言。患者・家族・医療チーム全員での検討の重要性を示している。透析療法にはさまざまな意見があり、国民全体での議論が求められている。

自己決定できなくなったときに備え、治療の要望を記す方法も。蘇生処置に関する希望もあわせて記入。

「サイコネフロロジー」の視点で末期腎不全のつらさに寄り添う

末期腎不全で透析を受ける人たちは、身体的苦痛にばかり目が向けられがちでした。
しかし現在では、心理的苦痛も大きく、それが予後に影響していることがわかってきています。

透析患者は、さまざまな喪失に直面している

透析開始後は、多くの患者が喪失感に苦しみます。とくに大きいのが、これまでのような日常が送れなくなること。社会的役割や将来への希望の喪失、金銭的喪失などもあります。このような、CKD患者の心理的苦痛を扱うのが「サイコネフロロジー」。緩和ケアにおいても、サイコネフロロジーの視点をもち、患者とかかわることが求められています。

診断時から維持期まで、心理的サポートを継続

近年では、透析患者の心理的苦痛についても注目されている。診断時から維持期まで、つねに心理的苦痛をともなうことがわかっている。

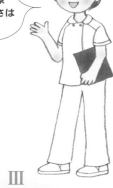

多くの人が受ける治療ですが、精神的なつらさは大きいものです

I 治療法の選択

医師の説明を聞き、大きなショックを受ける

透析以外に選択肢がなくなったとわかると、患者は大きく動揺する。思いに寄り添うとともに、医師の説明を正しく理解できているか確認し、説明を補うことも大切。

II 透析決定〜導入

あきらめにも似た気持ちで透析を受け入れていく

透析療法を受けながら生きると決め、シャント手術などの準備を始めるタイミング。悲嘆だけでなく、実感をともなった理解が少しずつ進む。心の準備を助けるサポートを。

III 維持期

QOLが著しく低下することも。看護師の心理的サポートが必要

透析療法を受けていると、浮腫、倦怠感、呼吸困難、かゆみなどの不快な症状が生じやすい。「一生これを続けるのか」という思いとともに、QOL低下につながりやすく、身体的・心理的ケアが不可欠。

看護師に求められる心理的ケア

・わかりやすい情報提供・
・喪失を少なくする工夫・
・ソーシャルサポートの検討・
・共感と、よりよい関係づくり・
・セルフケアへの動機づけ・

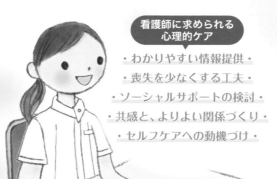

抑うつ状態に至る患者も多く QOL が低下しやすい

さまざまな喪失体験や身体的要因によって、腎不全患者は抑うつ状態になりやすいとされています。とくに末期腎不全患者では、約43％に抑うつが見られるという報告もあり、QOL低下の要因となっています。

しかし、精神科医などの専門家の介入を受けている人は少なく、患者の心理サポートは、医師や看護師に任されているのが現状です。患者の心理状態をアセスメントし、ストレス因子をやわらげるよう努めましょう。

必要に応じて、精神科医や心療内科医、リエゾンナース、臨床心理士などの専門家につなげることも大切です。

がんとの合併も少なくない。 心身のつらさに十分配慮して

腎不全患者のなかには、がんを合併している人も見られ、身体的・精神的苦痛は非常に大きくなります。ところが、透析中だと緩和ケア病棟に入院できない場合があり、一般病棟や在宅で療養する患者も少なくありません。

このため、一般病棟や外来の看護師にも、透析中の患者に対して、身体的・心理的苦痛をやわらげるケアが求められます。透析センターの看護師と連携し、不快な症状やストレスを、少しでもやわらげるよう努めましょう。患者の話をよく聞くだけでも、ストレス軽減につながります。また、治療を支える家族のつらさにも配慮し、サポート体制も整えます。

抑うつ状態では、セルフケアが不十分に。予後にも影響する

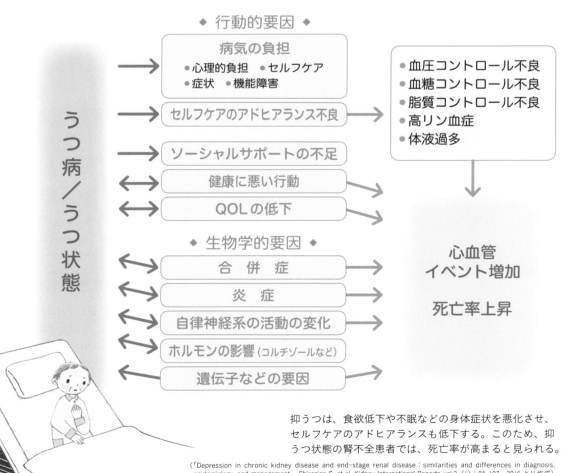

うつ病／うつ状態

◆ 行動的要因 ◆

病気の負担
- 心理的負担 ● セルフケア
- 症状 ● 機能障害

セルフケアのアドヒアランス不良

ソーシャルサポートの不足

健康に悪い行動

QOLの低下

◆ 生物学的要因 ◆

合併症

炎症

自律神経系の活動の変化

ホルモンの影響（コルチゾールなど）

遺伝子などの要因

- 血圧コントロール不良
- 血糖コントロール不良
- 脂質コントロール不良
- 高リン血症
- 体液過多

心血管イベント増加

死亡率上昇

抑うつは、食欲低下や不眠などの身体症状を悪化させ、セルフケアのアドヒアランスも低下する。このため、抑うつ状態の腎不全患者では、死亡率が高まると見られる。

（「Depression in chronic kidney disease and end-stage renal disease：similarities and differences in diagnosis, epidemiology, and management.」Shirazian S, et al. Kidney International Reports vol.2（1）：94-107, 2016 より作成）

倦怠感、かゆみ、痛みなどを
薬物治療で緩和する

透析療法を受けていても、倦怠感、かゆみ、呼吸困難などに悩まされるもの。透析中止例では、全身状態がさらに悪化します。薬とケアで緩和し、少しでも楽に過ごせるようにしましょう。

透析非導入例や中止例では多くの身体的苦痛が生じる

末期腎不全患者には、呼吸困難や痛みなどさまざまな症状が現れます。透析非導入患者では、8割以上に倦怠感やかゆみ、眠気、呼吸困難などが認められるといわれています。透析を途中でやめた場合は、多くの患者が1週間から10日程度で亡くなり、もっともつらい症状は痛みだという報告もあります。

透析導入や非導入、見合わせなど患者の選択にかかわらず、すべての末期腎不全患者の苦痛の緩和が求められています。

血糖コントロールなど、基礎疾患の管理は基準をゆるめて

終末期では、基礎疾患の治療より、全身状態を良好に保つことを重視します。たとえば糖尿病が背景にある場合、低血糖で意識障害にならないよう、食事をしっかり摂取させます。血糖値も200〜300mg/dL程度までは許容とします。腎不全そのものの管理も同じ。浮腫の悪化を防ぐため、水分摂取には注意しますが、蛋白質の制限はおこないません。

あくまで症状緩和を目標にし、患者がQOLを維持できるようなケアを心がけましょう。

痛みの緩和には、腎機能の影響を受けにくい薬を使う

腎不全患者は薬の副作用が出やすい。少量から投与を始め、経過を見ながら調節する。

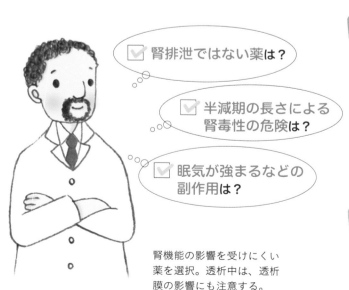

☑ 腎排泄ではない薬は？

☑ 半減期の長さによる腎毒性の危険は？

☑ 眠気が強まるなどの副作用は？

腎機能の影響を受けにくい薬を選択。透析中は、透析膜の影響にも注意する。

オピオイド

—— 第1選択薬 ——

◆フェンタニル　◆タペンタドール

フェンタニルは肝代謝のため、腎機能に影響されにくい。透析膜でも除去されない。

—— 第2選択薬 ——

◆オキシコドン　◆ヒドロモルフォン

タペンタドールは比較的安心して使用できる。オキシコドンは経過を見ながら慎重に使う。

非オピオイド

◆アセトアミノフェン

鎮痛・解熱効果がある。NSAIDsに比べ腎障害は少ないとされるが、抗炎症作用はない。

透析導入例も非導入例も、薬を使って痛みなどを抑える

下記の症状が出やすいため、薬と日常的なケアの両方で緩和をめざす。

倦怠感の緩和

**腎性貧血などの要因を
まず薬で改善する**

倦怠感は、尿毒症や貧血、透析、薬の副作用などによって生じる。腎性貧血に起因する倦怠感には、エリスロポエチン製剤で貧血の改善をはかる。
マッサージや入浴など、少しでも体が楽に感じられるようなケアを試みる。

かゆみの緩和

**透析効率を見直すか、薬を使用。
保湿で皮膚を守ることも大事**

透析患者や末期腎不全患者の皮膚掻痒感には、神経障害性疼痛の治療薬が効果的なことがある。
レストレスレッグス症候群なら、ドパミン受容体作動薬のプラミペキソールが有効。

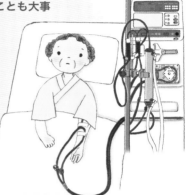

眠気＆睡眠障害の緩和

**睡眠時無呼吸例も多い。
日中の過眠にも注意して**

腎不全患者の不眠には、睡眠時無呼吸症候群、かゆみやレストレスレッグス症候群などが関係する。
昼寝を短くするなどして生活リズムを改善し、かゆみなどは薬物治療で対処する。

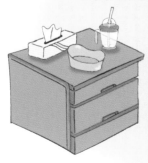

呼吸困難の緩和

**オピオイドや抗不安薬を
少量から用いる**

オピオイドやベンゾジアゼピン系薬を低用量で用いることが多い。オピオイドは呼吸抑制作用があるので、呼吸数をよく見て調整。過量投与に注意する。

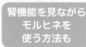
腎機能を見ながら
モルヒネを
使う方法も

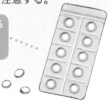

悪心の緩和

**オピオイドスイッチングや
メトクロプラミドで軽減をめざす**

尿毒症による胃炎や悪心・嘔気には、PPI（プロトンポンプ阻害薬）が有効。オピオイドが原因の場合には、スイッチングをおこなう。メトクロプラミドで改善する可能性もある。

浮腫の緩和

**水分摂取量の制限は
これまでどおりにおこなう**

腎機能低下によって生じる浮腫は、左右対称と圧痕性が特徴。過剰な水分摂取に注意し、利尿薬を投与する。糖尿病性の合併症、蜂窩織炎などの感染症にも注意。

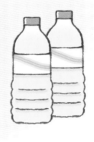

呼吸器疾患の緩和ケア

進行したCOPDでは 強い呼吸困難、倦怠感が生じる

COPD は、不可逆的に進行していく慢性の肺疾患。呼吸困難などの症状が悪化し、全身機能も低下していきます。要介護に至ることが多く、苦痛をとり除く緩和ケアが欠かせません。

COPD 終末期の緩和ケアは予後の改善にもつながる

COPD（慢性閉塞性肺疾患）は慢性的な肺疾患で、おもに喫煙が原因で発症します。呼吸困難や咳・痰の症状が比較的早期から現れ、進行後は全身機能も低下。死亡半年前には、多くの患者が全身の苦痛と ADL低下を訴えます。一方で、がんなどに比べ、緩和ケアが十分進んでいないという問題がありました。

近年では、COPD の終末期に緩和ケアを受けた患者は、生命予後が改善したという報告がなされています。今後、COPD の緩和ケアの重要性は、さらに高まると考えられます。

複数回の増悪、ADL低下が終末期のめやす

COPDの終末期には、増悪時の入退院をくり返すようになります。運動機能も体力も低下し、要介護に至る人が大半です。がんと比べると、予後予測がむずかしい面がありますが、一般には ADL の著しい低下が生じるころから終末期と判断されています。

米国メディケアでは、COPD のホスピス利用判定基準として、「適切な治療をしても身体・機能的状況が急速に低下する」「入院の増加」「酸素療法歴」「肺疾患による右心不全」「体重減少」などをあげています。

COPDの新たな緩和ケアモデルが提唱されている

COPD 治療の全期間における、緩和ケアの重要性が見直されている。

従来のCOPD緩和ケア

| Disease modifying therapy 疾患の進行を抑制する治療 | Palliative care Hospice ホスピスなどでの緩和ケア |

新しい緩和ケアモデルが日本でも注目されています

これからのCOPD緩和ケア

Ongoing communication 患者と医療者の、ACPを含むコミュニケーション

Supportive palliative treatment 支持的緩和ケア

Therapies for refractory 強い呼吸困難の治療

Pulmonary rehab 呼吸リハビリテーション

Disease modifying treatment 疾患の進行を抑制する治療

従来、緩和ケアは終末期にかぎられていたが、新たなモデルでは治療とともに緩和ケアを開始。リハビリもとり入れながら症状を抑えていく。

118

（「Mortality and mortality-related factors after hospitalization for acute exacerbation of COPD.」 Groenewegen KH, et al. Chest vol.124（2）：459-467, 2003 より作成）

呼吸困難の発症率は９割以上。精神的な症状も出やすい

COPD患者の苦痛は、がん患者と同等かそれ以上という指摘も。
長期に持続する点でも苦痛が大きい。

COPDに多い症状（がんとの比較）

症状	COPD	がん
呼吸困難	90〜95%	10〜70%
全身倦怠感	68〜80%	32〜90%
不安	51〜75%	13〜79%
不眠	55〜65%	9〜69%
痛み	34〜77%	35〜96%
うつ状態	37〜71%	3〜77%
食欲不振	35〜67%	30〜92%
便秘	27〜44%	23〜65%
混乱	18〜33%	6〜93%

（「A comparison of symptom prevalence in far advanced cancer, AIDS, heart disease, chronic obstructive pulmonary disease and renal disease.」Solano JP et al. Journal of Pain & Symptom Management vol.31（1）：58-69, 2006より作成）

COPDの症状は多岐にわたり、がん患者より頻度の高い症状も。呼吸困難、倦怠感、痛みなどの身体症状に加え、不安やうつ状態も多い。

最期の１週間に多い症状

1 呼吸困難　100%
2 喀痰　88.2%
3 食欲不振　87.5%

最期の１週間には、呼吸困難は全COPD患者に生じ、大半の患者が中等度以上の苦痛を訴えている。

（「非がん疾患の在宅ホスピス・緩和ケアに関する多施設共同研究」平原佐斗司ほか、2006年度在宅医療助成勇美記念財団研究より引用）

正確な予後予測はできなくてもできるだけの備えをしておく

COPDは予後予測が困難で、終末期医療についての話し合いが遅れがちです。米国の大規模スタディ「SUPPORT研究」では、COPDで入院した患者のうち、医師と心肺蘇生について話したのは23％にとどまることがわかっています。これでは万一のときに、患者の意思に沿った治療ができないおそれがあります。

なかには、終末期医療について話すと患者が希望を失うと考える医師もいます。しかし実際には、7割以上の患者や家族が、「予後や終末期医療について説明してほしい」と望んでいると報告されています。

こうした話し合いには、医師だけでなく多職種の参加が必要です。看護師をはじめチーム全体が連携し、「最期までいい時間を過ごすにはどうすればいいか」を検討していきます。

今後の治療や急変時対応を少しずつ話し合う

☑ COPDがどんな病気で、これからどう進行するか

☑ どんな治療があり、症状やQOL、予後がどのくらい改善するか

☑ 生命予後と、今後のQOLはどうなりそうか

☑ 今後の増悪時にどのような対応を望んでいるか

医師との話で不明点があれば、わかりやすく説明を。家族との会話のなかで、今後の治療について考えてもらうよう促すことも重要。

COPDの呼吸困難には、酸素療法とともに日常生活のケアを

COPD の終末期には、呼吸困難などがさらに悪化し、全身機能も低下します。薬物療法で苦痛をとり除くとともに、姿勢や環境の調整などで、少しでも楽に過ごせるよう援助します。

呼吸困難、倦怠感など、ひとつひとつの症状をアセスメント

COPD の症状には、息切れや呼吸困難、咳嗽などの呼吸器症状のほか、全身倦怠感や食欲不振などの全身症状もあります。また、社会的喪失による抑うつ症状や、パニック発作などの精神的症状も見逃せません。

患者のなかには、呼吸器以外の症状はCOPD と無関係だと思って、口にしない人も多くいます。ケアの際には、「こんな症状はありませんか」と、こちらから尋ねてみましょう。少しでも症状があれば、NRS（→ P39）などでアセスメントをおこないます。

軽減できる症状は、薬でケア。負担を減らす"過ごしかた"も大事

COPD の呼吸器症状には、LAMA（長時間作用性抗コリン薬）や SABA（短時間作用性β_2刺激薬）、ICS 配合薬（吸入ステロイド配合薬）などが効果的です。

一方、終末期の呼吸困難にはオピオイドが有効とされ、適切に使えば呼吸抑制も生じにくいといわれています。ただし使用にあたっては、本人・家族との話し合いが不可欠です。

また、呼吸困難の軽減には、看護ケアも重要です。環境調整などで全身への負荷を減らし、つらさをやわらげる工夫を考えましょう。

症状を訴えられない人には、RDOSを活用

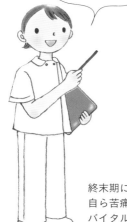

症状を訴えられる人には、NRS などを使います

変数	0点	1点	2点
心拍数(回 / 分)	＜ 90 回	90〜109 回	≧ 110 回
呼吸数 （回 / 分）	≦ 18 回	19〜30 回	＞ 30 回
落ち着きのなさ	目的のない動き	時折ではない軽度の動き	頻繁な動き
奇異性呼吸パターン(吸気時の腹部の陥凹)	なし	―	あり
呼吸補助筋の使用：(吸気時の鎖骨の挙上)	なし	軽度挙上	はっきりした挙上
呼吸終末の呻吟：喉音	なし	―	あり
鼻翼の拡張：鼻孔の付随運動	なし	―	あり
恐怖の表情	なし	―	両目を大きく開く、顔面の筋の緊張、眉間の眉皺、開口、歯をかみしめる

計 □ 点

終末期になると、衰弱などが著しく、自ら苦痛を訴えられない患者もいる。バイタルサインや表情などから判断する「RDOS」などのスケールで評価。

3点以上あるときは、中等度以上。緩和ケアが必要と考えられる

（「A Respiratory Distress Observation Scale for patients unable to self-report dyspnea.」Campbell ML et al. Journal of Palliative Medicine vol.13 (3)：285-290, 2010 より引用）

病棟でも在宅でも、「酸素」「薬」「生活」の基本ケアを徹底

あくまで患者が楽になることを目標として、ケアをおこなう。

治療的ケア

酸素療法

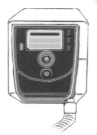

負担になりにくいデバイスで、HOT を継続

中等度〜重症の患者では、運動時の症状改善が見込める。重症患者の予後を改善するという報告もある。ただしわずらわしく感じる患者もいるので、本人の希望に応じて使用を決める。

薬物療法

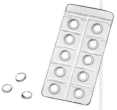

オピオイドや抗不安薬がおもに使われる

オピオイドは適応外だが、呼吸困難には有効性が認められている。ただし、重症の呼吸不全患者では万全の注意を。不安が強い患者のパニック予防には、抗不安薬を用いる。

NPPV

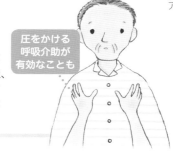

実施の是非は、全員でよく話し合って

非侵襲的で簡便なため、在宅や一般病棟で広く用いられている。一方、モニター管理の必要性などから、緩和ケア病棟では使わないことも多い。病棟、チーム全員で話し合って判断を。

呼吸リハビリテーション

終末期に適した、無理のない方法で実施

機能向上でなく、機能維持と症状緩和が目的。状態に応じて、口すぼめ呼吸や腹式呼吸、排痰法を患者・家族に指導する。看護師の呼吸介助で楽になることもある。

> 圧をかける呼吸介助が有効なことも

＋

日々のケア

姿勢の調整

ファウラー位で胸郭を広げ、呼吸しやすくする

呼吸困難があれば、起座位やファウラー位で姿勢を整え、肺の容積を十分使えるようにする。オーバーテーブルに枕やクッションを乗せ、前傾姿勢で過ごすのを好む人もいる。

日常生活動作の調整

階段昇降やトイレなど、負担となる動きを見直す

動作時に息苦しさが増すが、動かずにいると、体力がさらに低下する。動作の速度、体の使いかたをよく見て、より負担にならない動きかたを指導する。理学療法士の協力も重要。

環境の調整

換気、送風、室温調節は呼吸ケアの基本

やや涼しいぐらいのほうが楽なので、エアコンなどで室温は低めに保ち、湿度にも注意。うちわや扇風機で風を送るだけでも、呼吸が楽になる。窓を開けて換気するのもいい。

リラクゼーション

アロマセラピーや音楽療法をとり入れる

音楽療法や、気分転換の散歩などを勧める。入浴や足浴の際にアロマオイルを用いたり、マッサージなどをとり入れると、不安感による呼吸困難がやわらぐことも。

食事・栄養のケア

食べられるもの、好きなものを優先的に

食欲不振、体重減少が認められることが多いため、まずは、食べたいものをしっかり食べることが第一目標。患者がいやがらなければ、経腸栄養剤なども好みにあわせて勧める。

不安・抑うつのケア

呼吸リハビリも、抑うつの改善に役立つ

スピリチュアルコミュニケーションが基本。呼吸困難時にはすぐそばで寄り添い、ゆっくりした呼吸を指導する。家族には、そばにいて手をさするだけでも楽になることを伝える。

間質性肺炎は、診断後数年で悪化することが多い

間質性肺炎は、呼吸器疾患のなかでも重症度が高く、発症後の平均寿命は3〜5年ほどといわれています。増悪後はとくに呼吸困難が強まるため、薬とケアによる緩和が必須です。

とくに頻度が高いのは、IPF（特発性肺線維症）

間質性肺炎とは、肺の間質が損傷や炎症などによって線維化し、酸素をとり込みにくくなる病気です。

原因不明のものを特発性間質性肺炎といい、なかでももっとも多いのが、IPFです。初期には息切れや空咳が見られ、軽い労作でも呼吸が苦しく感じられるようになってきます。

薬や膠原病など特定の原因が見つからず、高分解能CT検査や気管支肺胞洗浄などで特徴的な所見があれば、IPFと診断されます。

疾患そのものの治癒は見込めず、進行を少しでも遅らせるために、抗線維化薬を使うのが一般的です。呼吸困難などの症状が強ければ、酸素療法や呼吸リハビリテーションなどで緩和に努めます。予後の予測は困難で、約4割が急性増悪後に死亡しています。

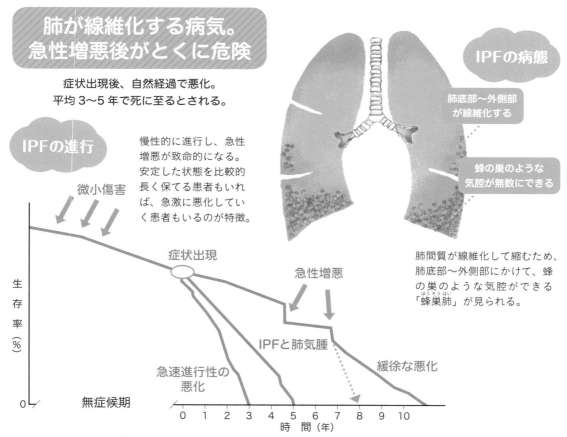

肺が線維化する病気。急性増悪後がとくに危険

症状出現後、自然経過で悪化。
平均3〜5年で死に至るとされる。

IPFの進行

慢性的に進行し、急性増悪が致命的になる。安定した状態を比較的長く保てる患者もいれば、急激に悪化していく患者もいるのが特徴。

微小傷害

生存率（%）

症状出現

急性増悪

IPFと肺気腫

急速進行性の悪化

緩徐な悪化

無症候期

0　1　2　3　4　5　6　7　8　9　10
時　間（年）

IPFの病態

肺底部〜外側部が線維化する

蜂の巣のような気腔が無数にできる

肺間質が線維化して縮むため、肺底部〜外側部にかけて、蜂の巣のような気腔ができる「蜂巣肺（ほうそうはい）」が見られる。

（「Idiopathic pulmonary fibrosis.」Talmadge EK, et al. Lancet vol.378（9807）：1949-1961, 2011 より引用）

重度の呼吸不全、LDH 高値などの予後因子にも注意して

正確な予後予測は困難ですが、予測因子を理解しておくことは重要です。「呼吸困難の強さ」「拡散障害の程度」「線維化の進行速度」「肺高血圧症の有無」などを確認します。

急性増悪したときには、短期的な予後予測を。努力肺活量、肺拡散能の低下度合いなどをまず見ます。さらに LDH（乳酸脱水素酵素）高値、KL-6（シアル化糖鎖抗原 KL-6）高値なども、予後不良因子とされています。

進行が読めないからこそ、早期に介入して話し合いを

急性増悪に陥ったときに、そのまま昏睡状態になることもめずらしくありません。診断時から、疾患について患者や家族に説明し、治療の方針と終末期医療についての話し合いをもつことが不可欠です。

ATS（米国胸部学会）のガイドラインでも、すべての患者について 6 か月ごとに進行や合併症を評価し、治療方針について話し合うことを勧めています。

奏功はしにくいが、薬や酸素で症状改善を試みる

急性増悪後の終末期には、症状緩和のための薬物療法とケアをおこなう。

薬物療法

ステロイド
全身状態がよくないときに少量だけ使用する
食欲低下、体重減少で体力が低下してきたときには、少量のステロイド薬が有効。ただし感染や急性増悪のリスクもあるので、投与後のモニタリングは必須。

オピオイド
有効性は報告されているが、モニタリングを十分に
呼吸困難の緩和効果が認められており、終末期に使用されることがある。本人・家族と医師とで、よく話し合って決定を。使用時は CO_2 ナルコーシスに注意。

抗不安薬
不安の軽減が、呼吸困難の改善に役立つこともある
強い不安から呼吸困難が生じ、さらに不安が増大するという悪循環が生じることも。その場合は抗不安薬が有効。オピオイドとの併用効果も報告されている。

非薬物療法

酸素療法
増悪した時点で使い始めることが多い
増悪して呼吸困難が強まったときに導入することが多い。病院でも在宅でも活用。安静時だけでなく、外出などの労作時にも使用し、呼吸困難の改善をはかる。

高流量鼻カニュラ酸素療法
不快感が少ない。頻呼吸が改善することも
「ネーザルハイフロー」などを使った酸素療法。酸素化改善の効果が期待できる。酸素マスクでの酸素療法、NPPV に比べて圧迫感が少なく、QOL が保たれる。

NPPV
呼吸の負荷を減らし、QOLを高めるために使う

呼吸困難を緩和できる可能性があり、おもに一般病棟や在宅で検討される。ただし現時点ではエビデンス不十分なこと、また、気胸や縦隔気腫（じゅうかくきしゅ）のリスクに注意。

呼吸リハビリテーション
QOL 維持のためにも、なるべく早期から
呼吸法指導や呼吸介助、口すぼめ呼吸などの呼吸訓練によって、呼吸困難の緩和や歩行距離の改善をめざす。IPF の診断後、できるだけ早期に開始することで、QOL の維持が期待できる。

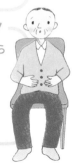

腹水や浮腫による
つらさが生じやすい

アルコールや食生活、ウイルスなどが原因で肝硬変を発症し、肝機能低下が進むと、やがて肝不全に至ります。その苦痛は大きく、適切な緩和ケアのためにも、今後に向けた話し合いが必要です。

非代償性肝硬変から肝不全に至るケースが多い

　肝疾患には悪性腫瘍や非がんの肝疾患があり、非がんの代表的なものが肝硬変です。

　症状がとくに見られない「代償性肝硬変」に始まり、徐々に肝機能が悪化していきます。

　さらに肝予備能が損なわれると、「非代償性肝硬変」に至ります。その先にある、肝機能悪化の最終段階が「肝不全」です。肝不全になると腹水や肝性脳症、黄疸などの症状が現れます。他臓器にも影響をおよぼし、肝腎症候群などで死に至ることがあります。

いまの症状と数値から、おおよその予後がわかる

重症度分類やスコアから、予後を予測。
心不全などに比べると、予後が比較的予測しやすい。

Child-Pugh 分類

スコア	1	2	3
血清総ビリルビン	< 2.0 mg /dL	2.0〜3.0 mg /dL	> 3.0 mg /dL
血清アルブミン	> 3.5 g/dL	2.8〜3.5 g/dL	< 2.8 g/dL
腹水	なし	コントロール可能	コントロール困難
プロトロンビン時間	> 80%	50〜80%	< 50%
昏睡度	なし	軽度（Ⅰ・Ⅱ）	高度（Ⅲ以上）

（「Transection of the oesophagus for bleeding oesophageal varices.」Pugh RN, et al. British journal of surgery vol.60(8)：646-649, 1973 より作成）

MELD score

MELDスコア
$$= 3.8 \times \ln(\text{血清総ビリルビン mg/dL}) + 11.2 \times \ln(\text{PT-INR}) + 9.6 \times \ln(\text{血清クレアチニン mg/dL}) + 6.4 \times \text{成因}^*$$

◆ ln：自然対数
◆ PT-INR：プロトロンビン時間 International normalization ratio 表示
◆ 血清ビリルビン、PT-INR、血清クレアチニンともに 1.0 を下回る場合は 1.0 を代入し、対数値は 0 になる
＊ 成因：胆汁うっ滞あるいはアルコール性の場合は 0、その他の成因の場合は 1

予後

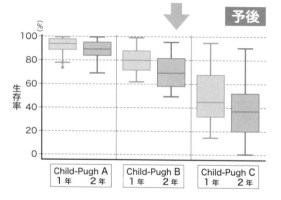

Child-Pugh 分類は、代償期および非代償期の肝硬変において、高い精度で重症度や予後を予測することができる。

（「Natural history and prognostic indicators of survival in cirrhosis：a systematic review of 118 studies.」D'Amico G, et al. Journal of hepatology vol.44 (1)：217-231, 2006 より引用）

予後

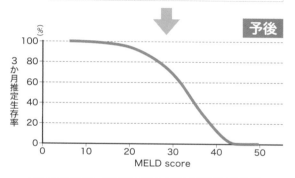

MELDスコアは、進行後の非代償期の短期予後予測で、高い精度を示す。肝移植待機中の患者にも使われる。

（「Model for end-stage liver disease (MELD) and allocation of donor livers.」Wiesner R, et al. Gastroenterology vol.124 (1)：91-96, 2003 より引用）

平均生存期間は2年程度。
がんと同じく、全身の苦痛が生じる

　代償性肝硬変患者の生存期間は12年以上。しかし非代償期になると、腹水や肝性脳症などさまざまな合併症が現れ、平均生存期間は2年程度です。終末期には、大腸がんや肺がんと同様、痛みなどの症状に苦しみます。

　また、肝性脳症による認知機能の低下や抑うつは社会的・経済的にも影響し、介護する家族にとっても大きな負担となります。肝硬変の緩和ケアでは、患者だけでなく、家族にも十分なサポートが求められます。

現状理解と今後の治療を
本人・家族と話し合っておく

　適切なサポートのためには、患者・家族が現状をどのように理解しているかを、まず聞かなくてはなりません。2、3回目の入院などのタイミングで、医師からさりげなく確認します。看護師も、日常のケアを通じて話を聞き、理解度を確認するよう心がけましょう。

　そして、今後予測される症状の悪化について話し、ACPを進めていきます。肝硬変患者の半数以上が病院で亡くなっていることから、蘇生処置についての意思確認も不可欠です。

全人的苦痛とともに、治療環境や理解度もアセスメント

肝不全症状だけでなく、今後の療養生活にかかわる心配事、治療にまつわる患者・家族の意思、療養環境などを、幅広くアセスメントする。

☑ 症状マネジメント

患者はコントロールのついていない症状やストレスを有しているか？
（とくに以下の症状）

＊腹水、再発性の食道静脈瘤出血、
　肝性脳症、掻痒感、呼吸苦
＊うつや不安の精神症状
＊痛み　＊倦怠感や睡眠障害
＊全身症状（食欲不振、体重減少）

☑ 症状、予後、治療選択
についての理解

患者、家族、代理人は現在の症状、生活の質の予後、予測されるトラジェクトリー、予想しえぬ経過、治療のオプションを理解しているか？

☑ 社会・精神面の評価

日常生活で重要な社会・精神的な心配事がないか？

☑ 意思決定

◆認知機能は意思決定をするのに十分か？
◆患者自身が医療の決定に満足しているか、もしくは家族や友人、医療者に依存していないか？
◆意思決定代理人を決定しており、治療のゴールや価値について話し合っているか？
◆患者／家族／代理人は治療の意思決定について手伝ってほしいと思っているか？

☑ 生命をおびやかす
病気との対峙

◆患者は自身の病気と向き合えているか？
◆家族／家族をケアする人たちは病気と向き合えているか？

☑ ケアに関する
患者中心のゴール設定

◆患者／家族／代理人が思うケアのゴールは？
◆治療の選択は患者中心のゴールに合致しているか？
◆患者はアドバンス・ケア・プランニングに参加しているか？
◆患者はアドバンス・ケア・プランニングの記載を完遂したか？

☑ ケアの協力体制

◆移動を安全に快適におこなうにあたって障壁はないか？
　（例：通院や院内での移動）
◆さまざまな職種との良好なコミュニケーションをとるシステムはあるか？

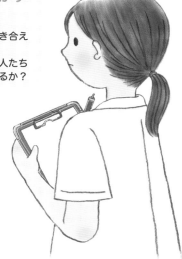

（「End-stage liver disease in palliative care」Walling AM, et al. UpToDate より作成）

腹水や肝性脳症などを薬でできるだけコントロール

肝機能が著しく低下すると、腹水、肝性脳症、かゆみ、せん妄など、さまざまな合併症が生じます。「動くのもつらい」という状況に陥ることもあり、まずは薬での改善を試みます。

肝機能低下、門脈圧亢進で腹水、かゆみ、せん妄などが起こる

肝硬変では、さまざまな合併症が生じます。

肝硬変により血管が拡張し、門脈血流が増加する一方、肝血管抵抗が増加するため、門脈圧が亢進します。すると静脈瘤形成や潰瘍を引き起こし、消化管出血を招いてしまいます。

また、肝機能が低下すると低アルブミン血症となり、腹水や浮腫を生じます。アンモニアなどの中毒物質が中枢神経に作用して起こる「肝性脳症」も大きな問題。せん妄や認知機能の低下につながります。さらに、ビリルビンの代謝や排泄に障害が起こると、黄疸や皮膚掻痒感にも悩まされます。

肝不全の4大症状には、まず薬物療法で対処

I 腹水

トルバプタンなどの利尿薬を、まず試す

トルバプタン、スピロノラクトン、フロセミドなどの利尿薬が有効とされる。ただし腹壁の緊満度によっても、苦痛の度合いは異なる。苦痛が強いときは、腹腔穿刺ドレナージも検討。腎血流や排尿も改善されることがある。

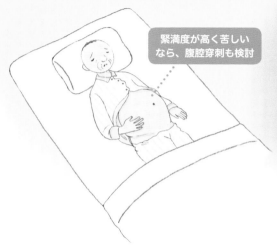

緊満度が高く苦しいなら、腹腔穿刺も検討

肝不全の段階では、つらい症状の緩和が目的。本人にとっての苦痛の強さをよく聞き、まずは薬での改善を試みる。

II 肝性脳症

アミノレバンなどで、血中アンモニア濃度を下げる

ラクツロース散その他の薬で、高アンモニア血症の改善を試みる。便秘によるアンモニアの蓄積を防ぐため、緩下剤での排便コントロールも必要。せん妄が起きたときの対策も、同時に考えておく。

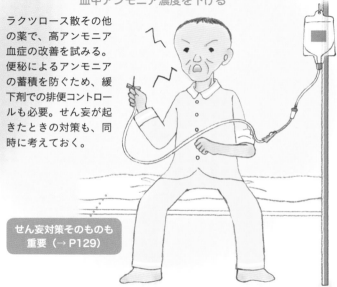

せん妄対策そのものも重要（→P129）

倦怠感、不眠、抑うつなど その他の症状をともなうことも

合併症として、全身の倦怠感、食欲低下に悩まされる人も多くいます。体重も減少し、体力・気力がますます低下してしまいます。

肝機能低下と電解質異常がおもな原因ですが、腹水が大量にたまっている人は、腹部膨満感で食べられなくなることも。腹水対策とともに、強い倦怠感や食欲不振で苦しんでいるときは、ステロイドの使用も検討します。

腹水が貯留している人では、感染症のリスクにも注意。細菌性腹膜炎から発熱や腹痛、肝性脳症をきたすおそれがあります。致死率が約20％と高く、抗菌薬を早期に使って対応しなくてはなりません。バイタルサインに注意を払いつつ、腹痛などの自覚症状の聴取もていねいにおこなって、早期発見に努めます。

進行すると、他臓器にもダメージを与える

腎機能や循環器、呼吸器などに不可逆的な障害を引き起こし、予後を悪化させる。

肝腎症候群

▶ 代表的な合併症。腎障害、循環障害を起こす

肝不全により腎障害と循環障害を生じる。クレアチニン値 1.5mg /dL 以上で、利尿薬中止後にアルブミン製剤輸液を2日間投与しても改善しない場合に診断。確立した治療法はなく、予後不良。

肝肺症候群

▶ 肺にも異常をきたし、低酸素血症に陥る

門脈圧亢進によって肺内の血管が拡張。肺動脈と肺静脈が直接つながる「右 - 左シャント」が生じ、ガス交換が正常におこなわれなくなる。酸素療法などで、低酸素血症の改善をめざす。

III 黄疸・皮膚掻痒感（そうようかん）

抗ヒスタミン薬のほか、向精神薬が効くこともある

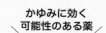
かゆみに効く可能性のある薬

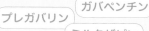
パロキセチン / ガバペンチン / プレガバリン / ミルタザピン / 漢方薬

末梢性のかゆみには抗ヒスタミン薬、黄疸のかゆみにはコレスチミン、中枢性のかゆみにはナルフラフィンなどの内服薬などを使う。皮膚に病変がない場合には、パロキセチン、ガバペンチンなどの向精神薬が効くこともある。

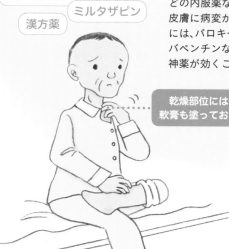

乾燥部位には軟膏も塗っておく

IV 消化管出血

PPIで予防に努める。あわてず対処することも大事

消化管からの出血は精神的ショックをともなうため、予防が何より重要。患者が負担に感じないかぎり、PPI（プロトンポンプ阻害薬）を服用してもらい、潰瘍（かいよう）を防ぐ。H2ブロッカーはせん妄の原因になりうるので注意。

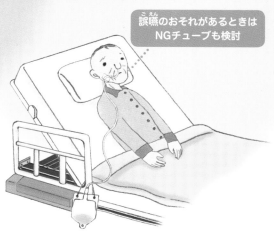

誤嚥（ごえん）のおそれがあるときはNGチューブも検討

便秘予防、かゆみ対策など 基本のケアを徹底する

肝機能低下による身体症状は、薬で完全にコントロールすることができません。
日常的なケアと心理的サポートで、少しでも楽に過ごしてもらえるよう工夫しましょう。

不快な症状ひとつひとつをアセスメントし、ケアで軽減

腹水や肝性脳症などの合併症が悪化しないよう、生活をマネジメントする。

食事のケア

▶ 蛋白や塩分より、
"食べられる" ことが大事

食事量が減少したときは、栄養バランスや塩分制限よりも絶対量が優先。アイスクリームなどでもいいので、好きなもの、食べられるものを食べてもらう。

排便のケア

▶ 便秘予防で、肝性脳症を防ぐ

アンモニアが増えると肝性脳症のリスクが高まってしまう。便秘があれば緩下剤でコントロールし、必要に応じて摘便・浣腸もおこなう。

輸液の調整

▶ 腹水、浮腫などを
悪化させないようにする

腹水や浮腫の悪化を防ぐためにも、水分管理は重要。輸液量が適切かどうか、経過に応じてつねに見直す。

かゆみのケア

▶ 在宅の場合は、
熱いお風呂にも注意

化学繊維やウールを避け、綿素材の衣類、寝具を使用。在宅では、「熱いお風呂を避ける」など、生活に即したアドバイスを。

浮腫のケア

▶ 挙上などで安楽を提供。
皮膚の保護も忘れずに!

患者が快適に感じるようなら、マッサージや患肢の挙上で安楽を提供。保清・保湿にも努め、感染症を予防する。

128

薬でとりきれない症状を
ケアで少しでも楽にする

腹水や倦怠感などの症状は、薬物療法で完全にとり除くことはできません。日常的な食事・排泄のケア、環境調整も重要です。

つらい身体症状とともに、精神症状が生じることもよくあります。不安や抑うつから睡眠にも支障をきたし、せん妄のリスクも高まります。つらい思いに寄り添い、心理的苦痛が少しでも軽くなるようサポートしましょう。マッサージや足浴などで、心地よさを提供するのもいいでしょう。

アルコール性肝硬変の患者では、「ひと口でいいからお酒を味わいたい」という人も。病棟の方針にもよりますが、最期に願いをかなえ、満足感を得てもらうことも大切です。

せん妄、出血などへの
家族の不安を軽くする

患者同様、家族もストレスを感じ、不眠や抑うつ状態に陥ることがあります。できるだけ時間をつくって思いを聞き、ねぎらいの言葉をかけるようにします。

また、せん妄や消化管出血など、見た目に顕著な変化が生じたときは、家族も大きなショックを受けます。せん妄が発症したときは、まず原因を考え、その除去に努めます。そのうえで、下図のような環境調整をはじめ、身体抑制をせずにすむ対策を考えましょう。

消化管出血による吐血・下血は、濃いシーツなどで目立たなくすると、家族の不安軽減につながります（→ P93）。自覚的にはさほどつらくないことも、ていねいに説明します。

せん妄が生じたときは、環境の工夫で事故を防ぐ

病棟の個室や施設、在宅の場合は、ポータブル畳が役立つ。
「危険だから抑制」ではなく、「危険をとり除く」発想と工夫を。

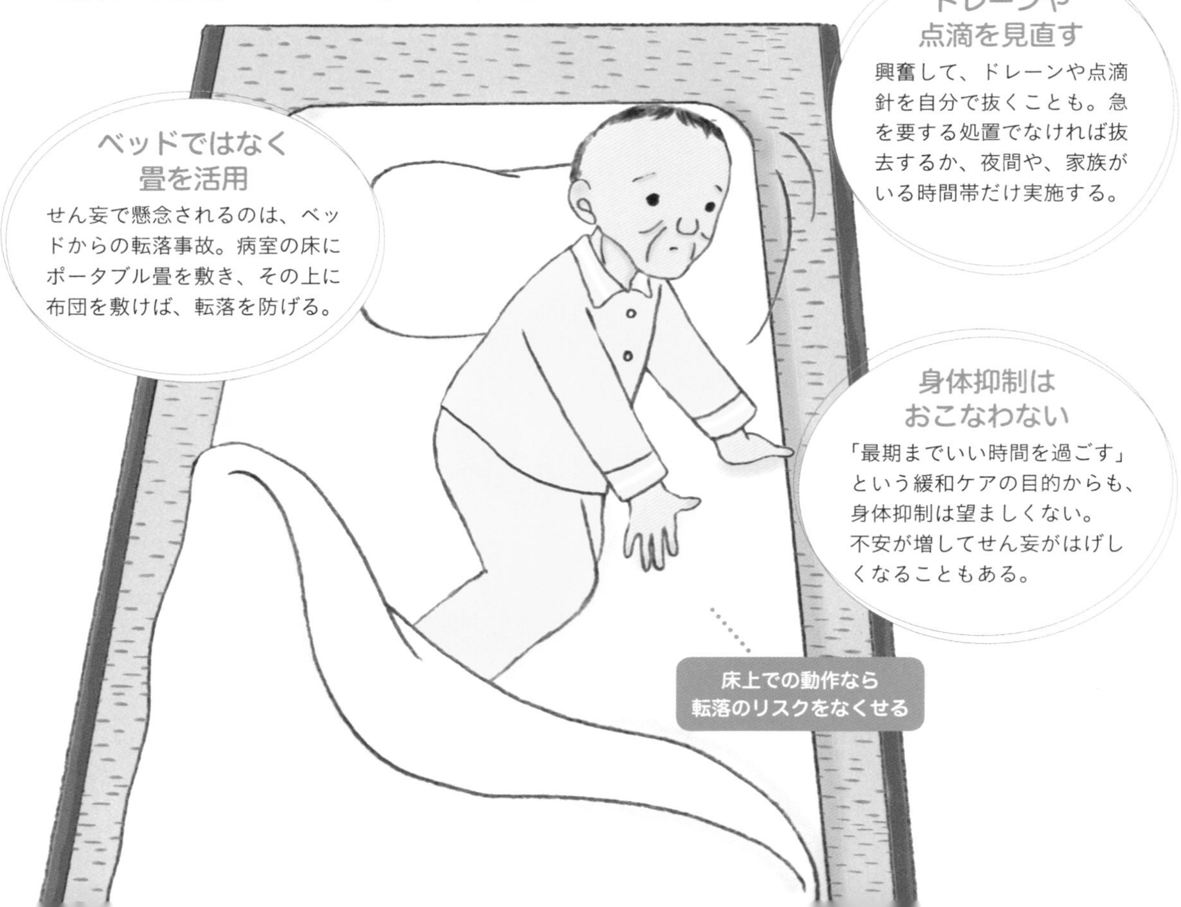

ドレーンや
点滴を見直す

興奮して、ドレーンや点滴針を自分で抜くことも。急を要する処置でなければ抜去するか、夜間や、家族がいる時間帯だけ実施する。

ベッドではなく
畳を活用

せん妄で懸念されるのは、ベッドからの転落事故。病室の床にポータブル畳を敷き、その上に布団を敷けば、転落を防げる。

身体抑制は
おこなわない

「最期までいい時間を過ごす」という緩和ケアの目的からも、身体抑制は望ましくない。不安が増してせん妄がはげしくなることもある。

床上での動作なら
転落のリスクをなくせる

本人、家族、チーム全員で早めにACPをおこなう

認知症は、緩和ケアよりも、介護の対象とされてきた歴史が長い病気です。しかし現在では、進行にともなう身体的・心理的苦痛の強さから、緩和ケアの重要性が指摘されています。

認知機能だけの問題ではなく、身体的・心理的苦痛も大きい

認知症は、認知機能の低下により、日常生活、社会生活に支障をきたした状態です。

原因疾患は70種以上ありますが、代表的なのが「アルツハイマー病」「脳血管性認知症」「レビー小体型認知症」「前頭側頭葉変性症」の4つです。もっとも多いアルツハイマー病

は、全体の4～6割を占めています。

症状や進行はタイプによって異なりますが、多くは記憶障害、見当識障害などに始まり、身体機能が徐々に失われて死に至ります。その過程で、多くの身体的苦痛、心理的苦痛が生じます。そのため近年では、認知症患者に対する緩和ケアが、世界的に重視されるようになってきています。

4大認知症の特徴と進行を理解しておく

「認知症」とひとくくりにせず、各タイプの特徴を理解したうえでケアを進める。

Ⅰ アルツハイマー病

記憶障害に始まり、10年ほどで徐々に進行

〈 典型的な症状例 〉
- 記憶障害
- 見当識障害
- 実行機能障害
- 徘徊
- 物盗られ妄想
など

記憶障害や見当識障害などにより、生活機能が低下していく。進行すると身体機能も低下。発症後8年前後で、肺炎などで死に至る。

Ⅱ 脳血管性認知症

うつ状態になりやすくADLも低下しやすい

〈 典型的な症状例 〉
- 運動機能障害
- 意欲の低下
- 見当識障害
- 失認・失行・失語
など

ほかの認知症と異なり、脳血管疾患による器質的異常が原因。障害部位により異なるが、感情失禁や実行機能障害、アパシーなども出現。

Ⅲ レビー小体型認知症

幻視が最大の特徴。転倒などのリスクも高い

存在しないものが見える「幻視」や、注意障害が出やすい。パーキンソン病の類縁疾患で、無動・固縮などの「パーキンソニズム」も見られる。

〈 典型的な症状例 〉
- 幻視
- 注意障害
- 記憶障害
- パーキンソニズム
- 睡眠障害
など

Ⅳ 前頭側頭葉変性症

人格が変化したように感じられることが多い

「前頭側頭型認知症」が多い。性格の変化、反社会的行動のほか、同じ行動にこだわる「常同行動」、その場を突然離れる「立ち去り行動」などが特徴。

〈 典型的な症状例 〉
- 反社会的行動
- 常同・強迫行動
- 立ち去り行動
- 焦燥
- 言語障害
など

ゆるやかに、しかし直線的に症状が進行していく

アルツハイマー病の進行を見てみよう。脳血管性の場合は再梗塞のたびに悪化し、
前頭側頭型では進行がさらに速いという特徴がある。

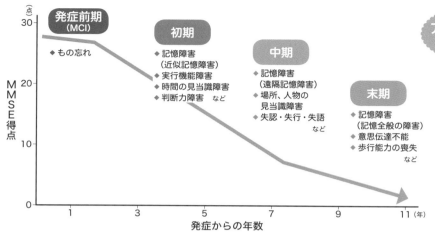

アルツハイマー病の症状の進行

記憶障害や見当識障害などの中核症状が、徐々に進行。認知機能検査の「MMSE」スコアも低下する。それにともない、買い物、料理、着衣などの日常生活動作にも支障をきたす。

アルツハイマー病のステージ分類

日常生活動作の障害の程度により、7段階の進行度に分類される。高度になるほど、介護の必要性が高まる。

FAST stage	臨床診断	FASTにおける特徴
1. 認知機能の障害なし	正常	主観的および客観的機能低下は認められない
2. 非常に軽度の認知機能低下	年齢相応	物の置き忘れを訴える。喚語困難
3. 軽度の認知機能低下	境界状態	熟練を要する仕事の場面では機能低下が同僚によって認められる。新しい場所に旅行することは困難
4. 中等度の認知機能低下	軽度のアルツハイマー病	夕食に客をまねく段どりをつけたり、家計を管理したり、買い物をしたりする程度の仕事でも支障をきたす
5. やや高度の認知機能低下	中等度のアルツハイマー病	介助なしでは適切な洋服を選んで着ることができない。入浴させるときにも何とかなだめすかして説得することが必要なこともある
6. 高度の認知機能低下	やや高度のアルツハイマー病	(a) 不適切な着衣　　(b) 入浴に介助を要する。入浴をいやがる (c) トイレの水を流せなくなる　　(d) 尿失禁　　(e) 便失禁
7. 非常に高度の認知機能低下	高度のアルツハイマー病	(a) 最大限約6語に限定された言語機能の低下 (b) 理解しうる語彙はただひとつの単語となる (c) 歩行能力の喪失　　(d) 着座能力の喪失 (e) 笑う能力の喪失　　(f) 昏迷および昏睡

（「Functional staging of dementia of the Alzheimer.」Reisberg B, et al. Annals of the New York Academy of Sciences vol.435（I）：481-483，1984 より引用）

本人が望む生活、望む治療を 最期までかなえるために

認知症が進行すると判断能力も低下します。

しかし、少しでも会話ができる段階であれば、最低限の蘇生処置などについて、希望を聞くことは可能。できるだけ早期に本人・家族と話をして、本人の希望に沿った処置や療養ができるように努めましょう。

厚生労働省による「認知症の人の日常生活・社会生活における意思決定支援ガイドライン」においても、認知症患者の意思表明の重要性と、そのための方法が示されています。

代理意思決定者だけに 責任を負わせないアプローチを

患者の意思決定がむずかしいときには、家族などが代理意思決定者になります。元気だったときの考え、発言をもとに患者の意思を推測し、意思決定をおこないます。このとき重要なのが、家族に最終決定の重荷を背負わせないこと。「誤った判断をしたのでは」という自責の念に長く苦しみかねないためです。

家族の意見を十分に聞き、チームで検討する過程を何度もくり返したうえで、最善の方法を提案するのが理想です。

苦痛を訴えられない人も多い。日常的変化から、アセスメントを

認知症が進行すると、つらい症状を言葉で訴えられなくなってきます。全身をよく見て、苦痛の存在に気づく観察力と、つねに安心感を与えるコミュニケーション力が求められます。

表情や動作から、痛みなどの症状に気づく

患者の表情や行動を観察し、症状を見逃さないよう注意する。

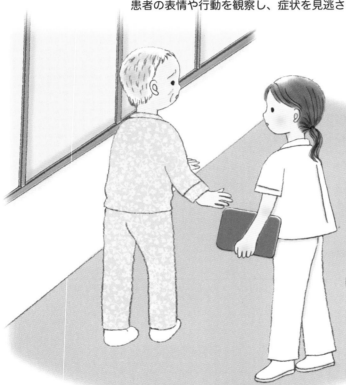

患者がうろうろして落ち着かないと、認知症の症状と決めつけてしまいがち。しかし、痛みや排泄の困難などの身体症状が原因かもしれない。つらさを言葉で訴えられないぶん、顔の表情やしぐさ、活動量の変化をよく見ておきたい。

痛みが悪化しているのかも？

昨日も排便がなかったから、不快なのかもしれない

今週の記録を見直して、ほかの要因も探ってみよう

観察でわかる痛みのスケール（PAINAD）

意思疎通が困難になったときは、呼吸や表情、ボディ・ランゲージなどを観察して、痛みを客観的に評価する。

	0	1	2
呼吸（非発声時）	正常	随時の努力呼吸／短期間の過換気	雑音が多い努力性呼吸／長期の過換気／チェーン・ストークス呼吸
ネガティブな啼鳴（発声）	なし	随時のうめき声／ネガティブで批判的な内容の小声での話	くり返す困らせる大声／大声でうめき苦しむ／泣く
顔の表情	微笑んでいる／無表情	悲しい／おびえている／不機嫌な顔	顔をゆがめている
ボディ・ランゲージ	リラックスしている	緊張している／苦しむ／行ったり来たりする／そわそわしている	剛直／握ったこぶし／引き上げたひざ／引っぱる／押しのける／殴りかかる
なぐさめやすさ	なぐさめる必要なし	声かけや接触で気をそらせる、安心する	なぐさめたり、気をそらしたり、安心させたりできない

（「Development and psychometric evaluation of the Pain Assessment in Advanced Dementia（PAINAD）scale.」Warden V, et al. Journal of the American Medical Directors Association vol.4（1）：9-15，2003 より作成）

「私たちが守るから」の言葉で安心してもらう

認知症患者の多くは、入院による環境の変化に強い不安を感じます。知らない人が話しかけてきて、体にふれるのですから、不安を感じるのは当然です。コミュニケーションをとるときには、そのつど「こんにちは。看護師の〇〇です」と自己紹介を。時間や場所、季節、天気などの基本的な日常情報を自然に伝える「リアリティオリエンテーション」をします。「いまどこにいるか、何をされるかわからない」と強い恐怖心を感じている人には、「つらいことや痛いことはしないので、安心してください」「ここで安心して過ごせるように、私たちがちゃんと守るから」と、安心できるかかわりとケアを保証します。

中核症状だけでなくBPSDもよくアセスメントする

認知症には、認知機能低下による中核症状だけでなく、BPSD（行動・心理症状）があります。行動面では徘徊や、無為（むい）・無反応、暴言・暴力などが、心理面ではうつや不安、焦燥、幻覚などがあげられます。QOLを著しく低下させ、介護者との関係悪化にもつながります。

BPSDの出かたは、認知症のタイプによっても異なり、とくに前頭側頭型（ぜんとうそくとうがた）認知症などでは行動症状が強く出ます。

認知症患者の緩和ケアでは、身体的苦痛だけでなく、BPSDもひとつひとつアセスメントしていきましょう。「認知症だからしかたない」と考えず、増悪・寛解因子もよく見て、環境調整などで改善できないかを検討します。

重度になると、身体的苦痛も強くなる

認知症が進行すると、介助なしには歩行できず、ADLはほぼ全依存になり、
誤嚥性肺炎（ごえんせいはいえん）などを併発する。

重度認知症に多い症状

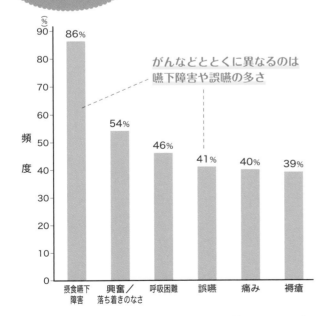

がんなどととくに異なるのは嚥下障害や誤嚥の多さ

症状	頻度
摂食嚥下障害	86%
興奮／落ち着きのなさ	54%
呼吸困難	46%
誤嚥	41%
痛み	40%
褥瘡	39%

米国のナーシングホームにおける研究。死亡前18か月間の段階では、摂食嚥下障害（せっしょくえんげしょうがい）、呼吸困難、痛み、褥瘡（じょくそう）などの身体症状が多く現れる。

(「The clinical course of advanced dementia.」Mitchell SL, et al. New England Journal of Medicine vol.361（16）：1529-1538, 2009 より作成)

終末期の臨床指標（GSF-PIG）

1 認知症の状態を変化させる多くの背景因子も考慮に入れること

2 終末期の判断のトリガーとなりうるのは、以下のような変化
- 介助なしに歩行できなくなる
- 排尿・排便障害
- ADL依存の増大
- 意味やつながりのある会話ができなくなる
- Barthel Index ＜ 3　　など

3 上記に加え、以下のどれかが存在する
- 体重減少　◆ 尿路感染症
- 重症の褥瘡（ステージ3または4）
- くり返す発熱　◆ 経口摂取量の低下
- 誤嚥性肺炎

重度の認知症に進行したときは、上の臨床指標を参考に、今後の推移を予測。必要なケアと療養環境の調整をおこなう。

(「Prognostic Indicator Guidance (PIG) 4th Edition Oct 2011」The Gold Standards Framework Centre In End of Life Care CIC, Thomas.K, et al., 2011 より引用)

経口摂取の工夫などで最期までQOLを維持する

認知症末期であっても、「何もわからず、何も感じない」ということはありません。日常生活のケアでは、患者の尊厳を何より大切にし、最期までQOLを保てるような工夫を考えます。

認知症に多い症状に配慮し、基本のケアをていねいに

苦痛を言葉にできない患者も多いので、気持ちに寄り添って看護する。

I
食事のケア

誤嚥に注意しながら、
食べたいものを最期まで食べてもらう

認知症末期では、誤嚥対策は必須。とろみ剤の使用にこだわらず、本人の嗜好を大切にしながら、食べやすく飲み込みやすいメニューを提供する。飲み込むときに話しかけないなどの配慮も忘れずに。
口腔ケアの徹底や摂食嚥下トレーニングも、食べる力を最期まで保つのに役立つ。

III
睡眠のケア

昼夜逆転を防ぐことが
せん妄の予防にもつながる

時間見当識障害に加え、病院での単調な生活が影響し、昼夜逆転に陥る患者が多い。夜間せん妄につながるおそれもあり、生活リズムの改善が必要。まずは日中の活動量を増やし、夜は入眠しやすい環境をつくるなど、日常的なケアで対策を。日中の覚醒度を保つためにも、睡眠薬の使用は最小限に。

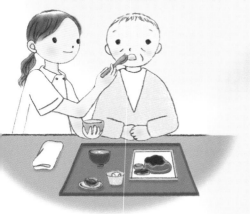

II
排泄のケア

介護・看護環境も考えて方法を選択。
失禁時の配慮も欠かせない

排泄に関しては「最期まで自分で」という人が多い。一方で、転倒リスクや、介助者・看護師のマンパワーの限界もある。ふたりがかりでの排泄介助が必要になったら、オムツなども検討する。尿失禁や便失禁が増えてきたときは、さりげなく清掃し、自尊心を傷つけないよう注意する。

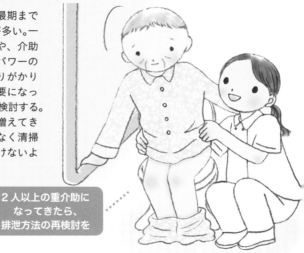

2人以上の重介助になってきたら、排泄方法の再検討を

基本的な配慮とケアを徹底し、最期まで安心して過ごしてもらう

苦痛を訴えられない認知症患者だからこそ、基本のケアを徹底し、少しでも安心して過ごしてもらうよう努めます。

経口摂取を続けるための、食事のケアも重要です。日に3度の食事は、患者にとって生きる喜び。誤嚥のリスクに注意すると同時に、好きなものを味わって食べてもらうようにします。誤嚥の可能性が高い場合も、本人・家族が強く望むなら、抗菌薬を投与して好きなものを食べてもらう方法も考えられます。

薬でコントロールするときは転倒などのリスクに注意して

日常生活の支援では、興奮などのBPSDが妨げになることも。向精神薬で抑える方法もありますが、効果が出すぎて、日中に傾眠状態に陥ることがよくあります。これでは、「最期までQOLを保つ」という緩和ケアの目的が果たせず、転倒などのリスクも高まります。

薬での対処が必要なときは、漢方薬の抑肝散などが効果的です。また、認知症治療薬のドネペジルなどで興奮症状や攻撃性が強まっている場合もあり、薬の見直しも必須です。

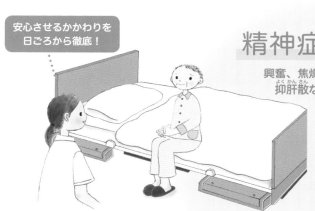

安心させるかかわりを日ごろから徹底！

V 精神症状のケア

興奮、焦燥が強いときには抑肝散などをまず使う

興奮状態や攻撃性、不安感増大などの精神症状には、漢方薬の抑肝散を使う。クロルプロマジンなどの抗精神病薬は、傾眠に陥りやすく、誤嚥のリスクも高まる。介護環境の都合でどうしても必要なときに、家族と話し合って使う。またレビー小体型では、向精神薬の使用で悪化する危険があるので要注意。

IV 痛みのケア

身体症状のアセスメントを十分に。鎮痛薬は少量から使う

痛みを訴えられない患者も多く、顔をしかめるなどの表情や、腰をさするなどの動作で判断する。痛みが原因と推測される場合は、アセトアミノフェンやNSAIDs、オピオイドなどの鎮痛薬で診断的治療をおこなう。NSAIDsの服用時は、消化管出血や腎機能障害などの副作用に注意。

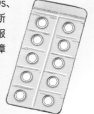

VI 皮膚のケア

食欲も活動量も減ってきたら褥瘡の予防策をおこなう

終末期が近づくと臥床時間が増え、食事摂取量も低下。褥瘡リスクが高まりやすい。ブレーデンスケールなどでリスクを評価し、こまめな体位調整と、好発部位のスキンケアを心がける。
車椅子などを使って、日中の活動量を少しでも増やすことも大切。褥瘡予防にもせん妄予防にも役立つ。

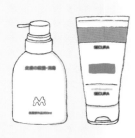

脳卒中では、再発時の治療方針を決めておく

脳神経疾患のなかでも、発症率がとりわけ高いのが脳卒中です。再発による悪化だけでなく、心筋梗塞や肺炎で命を落とすことも。全身機能をいかに保ち、苦痛を軽減するかが重要です。

脳卒中の慢性期〜終末期にも緩和ケアの視点が求められている

脳卒中は、脳血管障害により、神経細胞が障害される疾患の総称。原因の多くは脳出血や脳梗塞です。10〜30％が1か月以内に死亡し、30％の人で後遺症が生じるとされます。

発症後の慢性期には、脳梗塞の再発や誤嚥性肺炎などで全身状態が悪化します。寝たきりになる最大の原因ともいわれています。さらに心筋梗塞を発症し、これが直接の死因となる例も少なくありません。

痛みなどの身体的苦痛をともないやすく、さらに終末期医療に関する意思決定も必要なことから、近年では緩和ケアの重要性が指摘されています。

脳卒中の緩和ケアに関するAHA/ASAの声明

1 患者中心および家族中心のケアを実践する
2 予後予測の精度を上げる努力をする
3 適切な治療ゴール設定をおこなう
4 脳卒中の終末期に起こりえる、治療方針決定のエビデンスに精通する
5 脳卒中症状を評価して、マネジメントする
6 終末期治療の経験があり、対応できる
7 必要があれば、緩和医療専門医やホスピスへの紹介を含め、ケア方針の調整を支援する
8 死が差し迫ったとき、患者と家族にスピリチュアルケアやグリーフケアのリソースを提供できる
9 医療とケアの質（QI）に関する改善や研究に、継続的、積極的にとり組む

AHA（米国心臓協会）、ASA（米国脳卒中協会）でも、脳卒中の緩和ケアの重要性と基本方針を提唱している。

（「AHA/ASA scientific statement palliative and end-of-life care in stroke.」American Heart Association, American Stroke Association, 2014 より引用）

再発だけでなく、肺炎、心筋梗塞などが予後に影響

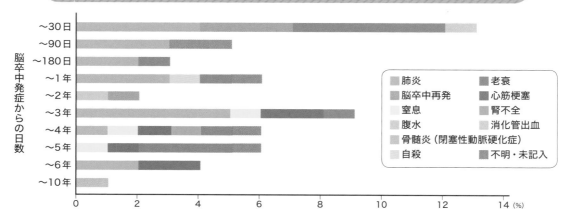

脳卒中患者の死因は、初回発作から時間を経るごとに変わっていく。脳卒中の再発だけでなく、肺炎や心筋梗塞などの予防的治療とケアも必要。

（「非がん疾患の在宅ホスピスケアの方法の確立のための研究　2006年度 在宅医療助成・勇美記念財団 医療研究」平原佐斗司らより引用）

慢性期〜終末期に多い、つらい症状をやわらげる

身体症状のほか、うつや認知機能障害も生じやすい。全身をよく観察してケアにあたる。

苦痛1 体動時の痛み

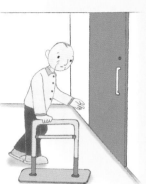

歩行や体位変換時に痛む。薬で十分にコントロールする
筋強直や関節拘縮などで痛みが生じやすい。ポジショニングや理学療法で悪化を防ぐとともに、更衣などの介助時にも苦痛を与えないよう配慮を。褥瘡予防にも注意する。苦痛が強いときには、オピオイドでの緩和を検討。

苦痛2 摂食嚥下障害

誤嚥性肺炎に注意しながら経口摂取の工夫を続ける
慢性期には摂食嚥下障害が生じやすく、誤嚥性肺炎や窒息に注意する。食事形態に配慮したうえで、患者が食べたいものを提供し、QOLの維持に努める。可能な範囲で摂食嚥下リハビリテーションをおこない、口腔ケアも徹底。

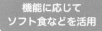
機能に応じてソフト食などを活用

苦痛3 排尿&排便障害

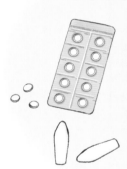

尿失禁や頻尿のほか、便秘にもなりやすい
慢性期には頻尿、便秘、失禁などが起きやすい。便秘改善のために下剤を使うときは、便失禁が起こらないよう、便の性状などを見ながら少量で使用。ベッドとトイレの距離を縮めるなど、失禁を防ぐ環境調整も役立つ。

苦痛4 コミュニケーション障害

構音障害や失語症には道具の工夫、発音の工夫を
構音障害の場合は、無理をせずゆっくり話すよう促す。失語が認められるときは、ゆっくり話しかけるほか、必要に応じて筆談をしたり、文字盤なども活用。症状を尋ねるときなどは、Yes/Noで答えられるような質問をする。

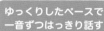
ゆっくりしたペースで一音ずつはっきり話す
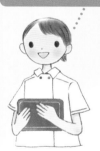

急性期が過ぎたタイミングで今後のことを一度話し合う

脳卒中の場合、急性期を過ぎてしばらくは、安定した時期が続きます。その間に、今後の治療について話し合っておくのが理想です。
もっとも問題になるのは、胃瘻をつくるのか、輸液だけにするのかなど、栄養管理の選択です。患者を交えてACPをおこなうのがベストですが、患者自身の意思表示がむずかしいときは、家族に本人の考えかたなどを聞き、チーム全員で最善策を考えます。

家族の介護負担も大きい。心身に配慮し、ねぎらいの言葉を

脳卒中の患者を介護する家族は、発作に対するショックはもちろん、今後への不安を強く感じています。在宅で過ごしている場合はとくに、介護負担も非常に大きく、心身ともに疲労困憊していることも。
家族には、つねにねぎらいの言葉をかけ、つらい思いの表出を促しましょう。困りごとがあれば、福祉機器の利用、訪問介護・看護の活用など、社会的支援につなげていきます。

神経疾患では、進行にあった ケアプランの調整を

神経難病としてとくに患者数の多い「パーキンソン病」、進行が速く重症度の高い「ALS（筋萎縮性側索硬化症）」について、ACP の進めかた、緩和ケアの方法を理解しておきましょう。

昨日までできていたことが ひとつずつできなくなっていく

パーキンソン病は、中脳黒質（ちゅうのうこくしつ）などの神経細胞が変性・脱落し、ドパミンが減少する疾患。「振戦（しんせん）」「筋固縮（きんこしゅく）」「無動」「姿勢保持障害」がおもな症状です。薬で進行を抑制できますが、10 年ほど経つと、要介護となる人が増えます。

ALS は、運動ニューロンが変性し、呼吸筋も含めた全身の筋肉に障害が生じる疾患です。平均生存期間は、発症後 28〜40 か月と報告されています。

これらの神経難病は、治療による治癒が見込めず、身体機能がひとつずつ損なわれていくのが特徴です。患者の多くが、〝あたりまえにできていたことが、できなくなる〟恐怖を抱えて生きています。精神的なサポートはもちろん、生活機能を保つ工夫、呼吸困難時の対応など、幅広い緩和ケアが必要とされます。

神経難病に特有の症状を知り、QOLを維持するケアを

パーキンソン病の場合

今後起こりえる症状を理解し、必要な治療とケアについて、本人・家族と話し合っていく。

I 運動障害へのケア

歩き出すときに声がけを。転びにくい環境整備も大事

初期には歩行が小刻みになり、方向転換時の転倒もよく見られる。歩き出すタイミングで声をかけ、転倒時に体を支えられるよう介助する。在宅では「段差をなくす」「スリッパの使用を避ける」など、自宅での環境調整、生活指導も重要。

II 自律神経障害へのケア

便秘になりやすく、排便コントロールが不可欠

自律神経障害により、多くの患者が便秘に悩まされる。治療薬の吸収も悪くなるため、食事・水分管理、緩下剤の使用で排便コントロールを。
起立性低血圧も多い。転倒防止のため、ゆっくり立ち上がるよう指導する。

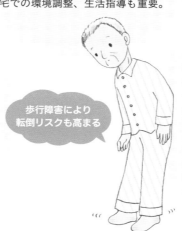

歩行障害により転倒リスクも高まる

III 精神症状へのケア

幻視や妄想を、頭から否定しない

存在しないものが見える「幻視」や、幻視にまつわる妄想が生じることがある。頭ごなしに否定しないことが大切。家族には、幻視や妄想が出現することをあらかじめ説明しておくと、落ち着いて対応できる。

ACPは途中で変わってもいい。療養生活のなかで調整していく

パーキンソン病は一般に進行がゆるやかです。患者と家族に病気を理解してもらい、治療について少しずつ考えていくことができます。歩行機能の維持、合併症の予防、治療方法について話し合い、QOLの維持に努めます。

一方、ALSの進行は比較的速く進み、四肢麻痺や呼吸困難になるケースが多いのが特徴。約半数の患者で、進行後に認知機能障害が生じることもわかっています。診断後早期からACPを始め、呼吸器の選択などをひとつひとつ話し合っていくようにします。療養生活についても意向をくわしく聞き、ケアプランに反映させましょう。

また、当初は呼吸器を拒否していても、いざ呼吸困難に直面すると判断が変わる人もいます。一度作成したACPを既定路線とせず、気持ちを確かめながら、随時変更していきます。

生きるための医療処置について進行前に話し始める

ALSの患者ではとくに、延命のための医療処置について理解を深めてもらう。

Check ☑ 呼吸器の使用は？

呼吸筋麻痺の症状には、NPPV（非侵襲的陽圧換気）を検討。それでも改善できなければ、TPPV（気管切開下陽圧換気）やモルヒネによる緩和が選択肢となる。

Check ☑ 胃瘻の造設は？

胃瘻の造設や、経鼻経管栄養の実施のほか、中心静脈栄養（TPN）や末梢静脈栄養（PPN）などが選択肢となる。「何もおこなわない」ことを選択する患者もいる。

Check ☑ 急変時対応は？

急変時にNPPVやTPPVを装着するか、CO_2ナルコーシスによる意識障害の際に酸素投与をするかなど、急変時の措置を考える。最期をどこで過ごすかも重要。

ALS（筋萎縮性側索硬化症）の場合

I 四肢体幹麻痺 関連のケア

動けないつらさに加え、痛みも生じやすい

上肢、下肢の筋力低下で日常生活動作が困難になっていく。進行後は、動けないつらさに加え、筋肉や関節の痛みも生じる。痛みが強いときは、NSAIDsやオピオイドでコントロールする。精神的な要因が関係していれば、抗うつ薬も有効。

II 球麻痺 関連のケア

誤嚥・窒息を防ぐための食事ケアを考える

構音障害でコミュニケーションが困難になったときは、パソコンでの筆談、視線入力可能な文字盤の利用などを検討。嚥下障害も現れるため、食事のケアでは、誤嚥や窒息に注意。唾液や痰がたまる症状に対しては、吸引をおこない、苦痛を緩和する。

III 呼吸筋麻痺 関連のケア

抗不安薬や抗けいれん薬が有効なことも

発症後3〜5年で人工呼吸器が必要となることが多く、NPPVかTPPVの装着を検討。人工呼吸をおこなわない場合は、モルヒネなどのオピオイドで呼吸苦の緩和をめざす。抗不安薬、抗けいれん薬も効果的とされる。

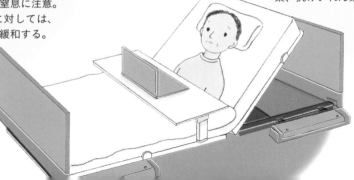

神経難病のケアでは
チーム間の連携が欠かせない

神経難病の緩和ケアは、多くの場合、在宅でおこなわれます。医療機関のチームと訪問医療チームでつねに連携をとり、患者が望む生活、苦痛の少ない生活を実現できるようにします。

在宅で過ごす患者が多く 多数のスタッフが介入する

神経難病では、病院や介護施設での長期療養が困難で、多くの患者は在宅で療養します。

在宅では、病院の専門医と訪問医、訪問看護師が、医療の要。生活支援についてはケアマネジャーが中心となって計画を立て、介護福祉士、訪問介護員、言語聴覚士、ボランティアなど、多数のスタッフがかかわります。

検査や処置のために入院し、在宅に移行する際は、患者の状況と希望をこまかく伝達し、患者が望む療養環境をつくることが大切です。

入院が必要になったときは ACPの引き継ぎを万全に

在宅療養中に肺炎などの合併症が生じたり、胃瘻（いろう）などの処置を希望する場合には、入院が必要となります。このようなときには、訪問看護師からの情報収集が不可欠。患者の現状と、ACPの変更事項などを確認しておきます。

救急搬送先の病院ではとくに、延命治療の患者に人工呼吸器が装着されてしまう例もめずらしくありません。通院先以外の病院に搬送される可能性も考え、ACPが確実に伝わる方法を考えておきます。

地域と病院とで、つねに連携しながら支える

地域の介護サービスと、病院の医療チームの双方で、療養生活を支援する。

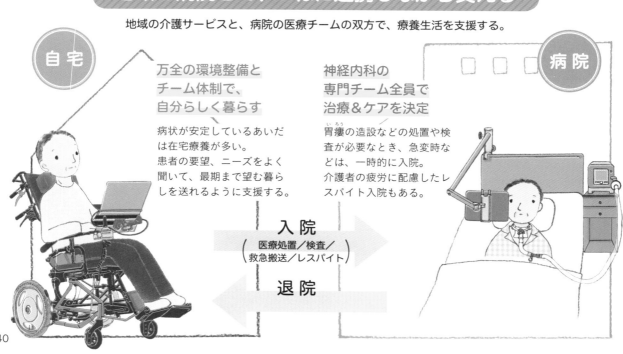

自宅

万全の環境整備と チーム体制で、 自分らしく暮らす

病状が安定しているあいだは在宅療養が多い。
患者の要望、ニーズをよく聞いて、最期まで望む暮らしを送れるように支援する。

神経内科の 専門チーム全員で 治療＆ケアを決定

胃瘻（いろう）の造設などの処置や検査が必要なとき、急変時などは、一時的に入院。
介護者の疲労に配慮したレスパイト入院もある。

病院

入院
（医療処置／検査／
救急搬送／レスパイト）

退院

最期の時間をよりよいものにするために

最終段階のケアと看取り

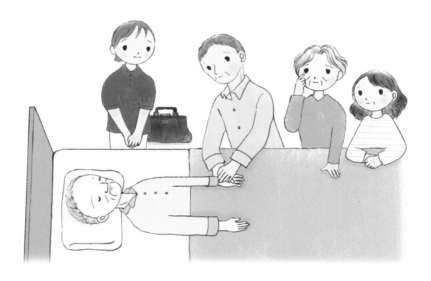

疾患が進行してくると、月単位、週単位、日にち単位と

予後が短くなってきます。その間に起こる症状、心のつらさを

できるだけとり除き、最期の日々をよりよいものにします。

看取りのケアと、看取り後の遺族ケアも大切です。

月単位、週単位、日にち単位で容体が変化していく

生命予後が月単位以降になってくると、「最終段階（ターミナル期）」といえます。そこから看取りまでの心身の変化、予後予測の考えかたについて、まず理解しておきましょう。

臨死期に向けて起こる心身の変化を理解する

　ターミナル期は一般に、予後6か月以内をさします。本書では、予後が月単位の段階を「ターミナル前期」、週単位の段階を「ターミナル中期」とし、短めの週単位から日にち単位の段階を「ターミナル後期」としています。

　患者や家族から予後について聞かれたときも、「月単位」「週単位」などと答えることが多く、臨床的にも一般的な考えかたです。

　予後予測そのものは、下図のような全身状態や食欲の変化などから、医師が臨床的に判断。必要に応じて患者や家族に伝えます。

　ただし、鎮静が必要とされるような例では、倫理的観点からも、予後予測スケールでの客観的評価が必要です。代表的なのは、右ページのPPI、PaP。これらを使って複数の医師が評価すると、より客観的な評価ができます。

がん患者では、週単位で症状が悪化することが多い

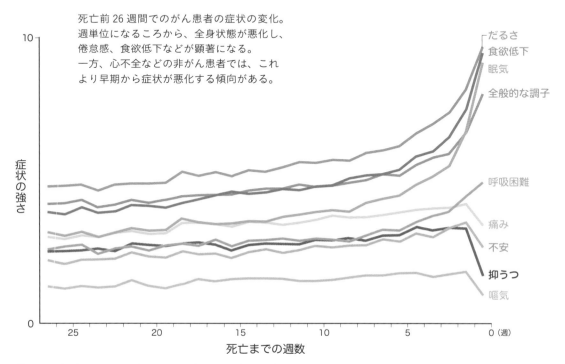

死亡前26週間でのがん患者の症状の変化。
週単位になるころから、全身状態が悪化し、
倦怠感、食欲低下などが顕著になる。
一方、心不全などの非がん患者では、これ
より早期から症状が悪化する傾向がある。

症状の強さ

だるさ
食欲低下
眠気
全般的な調子
呼吸困難
痛み
不安
抑うつ
嘔気

死亡までの週数

（「Trajectory of performance status and symptom scores for patients with cancer during the last six months of life.」 Seow H, et al. Journal of Clinical Oncology vol.29 （9）：1151-1158, 2011 より引用）

月単位か週単位かは、予後予測スコアで予測できる

進行がん患者の生存期間を判断する予後予測ツールには、PaPスコア（Palliative Prognostic Score）と
PPI（Palliative Prognostic Index）が、広く用いられている。

PPI

		スコア
PPS	10〜20	4.0
	30〜50	2.5
	≧ 60	0
経口摂取量	著名に減少（数口以下）	2.5
	中程度減少（数口より多い）	1.0
	正常	0
浮腫	あり	1.0
	なし	0
安静時呼吸困難	あり	3.5
	なし	0
せん妄	あり（薬剤単独は除く）	4.0
	なし	0

スコア ≧ 6.5…21日以下（週単位）の可能性が高い
スコア ≦ 3.5…42日以上（月単位）の可能性が高い

PPS（Palliative Performance Scale）

	起居	活動と症状	ADL	経口摂取	意識レベル
100	100% 起居している	正常の活動が可能 症状なし	自立	正常	清明
90		正常の活動が可能 いくらかの症状がある			
80		いくらかの症状はあるが努力すれば正常の活動が可能			
70	ほとんど 起居している	何らかの症状があり通常の仕事や業務が困難	時に介助	正常 または 減少	清明 または 混乱
60		あきらかな症状があり趣味や家事を行うことが困難			
50	ほとんど座位か横たわっている		しばしば 介助		
40	ほとんど臥床		ほとんど 介助		清明 または 混乱 または 傾眠
30	常に臥床	著名な症状があり、どんな仕事もすることが困難	全介助	減少	
20				数口以下	
10				マウスケアのみ	傾眠または昏睡

客観的に評価できる身体所見や活動性から、
予後予測をおこなう。血液検査をおこなわ
ないため負担が少なく、簡便で使いやすい。

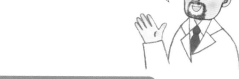

PPIとPaPスコア、
両方使ったほうが安心です！

PaP スコア

症状と血液検査の結果に加え、医師の主観的な所見も
含めた予後予測ツール。血液検査を含むため、在宅な
どでは実施に制約があるが、精度は高い。

		スコア
臨床的な 予後の予測	1〜2 週	8.5
	3〜4 週	6.0
	5〜6 週	4.5
	7〜10 週	2.5
	11〜12 週	2.0
	> 12 週	0
食欲不振	あり	1.5
	なし	0
KPS	10〜20	2.5
	≧ 30	0
呼吸困難	あり	1.0
	なし	0
白血球数 (/mm³)	> 11,000	1.5
	8,501〜11,000	0.5
	≦ 8,500	0
リンパ球 (%)	0〜11.9	2.5
	12〜19.9	1.0
	≧ 20	0

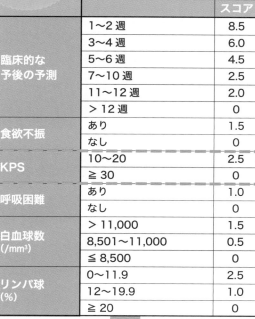

スコア 0〜5.5…30 日生存確率 > 70%
スコア 5.6〜11…30 日生存確率 30〜70%
スコア 11.1〜17.5…30 日生存確率 < 30%

KPS（Karnofsly Performance Scale）

正常の活動が可能。 特別な看護が 必要ない	正常。臨床症状なし	100
	軽い臨床症状はあるが、 正常活動が可能	90
	かなり臨床症状があるが、 努力して正常の活動が可能	80
労働は不可能。 自宅で生活できる。 さまざまな程度の 介助を必要とする	自分自身の世話はできるが、 正常の活動・労働は不可能	70
	自分に必要なことはできるが、 ときどき介助が必要	60
	病状を考慮した看護および 定期的な医療行為が必要	50
身のまわりのことが 自分でできない。 施設・病院の看護と 同様の看護を必要と する。疾患が急速に 進行している	動けず、適切な医療および 看護が必要	40
	全く動けず、入院が必要だが 死は差し迫っていない	30
	非常に重症、入院が必要で 精力的な治療が必要	20
	死期が切迫している	10

（[PPI]「The Palliative Prognostic Index：a scoring system for survival prediction of terminally ill cancer patients.」Morita T, et al. Supportive Care in Cancer vol.7 (3)：128-133, 1999／[PPS]「Palliative performance scale (PPS)：a new tool.」Anderson F, et al. Journal of Palliative Care vol.12 (1)：5-11, 1996／[PaP スコア]「A new palliative prognostic score: a first step for the staging of terminally ill cancer patients. Italian Multicenter and Study Group on Palliative Care.」Pirovano M, et al. Journal of Pain & Symptom Management vol.17 (4)：231-239, 1999／[KPS]「The use of the nitrogen mustards in the palliative treatment of carcinoma.」Karnofsky DA, et al. Cancer vol.1：634-656, 1948 より引用）

本人が望む場所で
最期を過ごせるようにする

予後が数か月単位と見られる「ターミナル前期」に入ったら、今後のことをあらためて話し合っておきます。最期をどこで、どんなふうに過ごしたいか、患者の思いに耳を傾けましょう。

End-of-Life-discussion（終末期の話し合い）を始める

月単位に入ったとき、今後の治療とケア、療養場所などについて話し合うことを「End-of-Life（EOL）discussion」といいます。海外のガイドラインでも推奨され、日本でも、多くの患者が重要と考えているプロセスです。

がん・非がん患者ともに、臨床経過から見て月単位と考えられるときは、EOLの話し合いを早めに始めましょう。望まない蘇生処置、集中治療室での治療などを避けることができ、患者が望む生活の実現に役立てられます。

「最期は自宅で」と望む人がもっとも多い

患者の多くが、最期の療養場所として自宅を希望しています。しかし現実には、家族の介護負担を慮って病院で亡くなる人もいます。

いまの日本では在宅サービスが充実していること、必要なら再入院できることを伝え、安心して自宅療養を選べるようにしましょう。

一方で、「いざというときに安心」という理由で緩和ケア病棟や病院を選択する人もいます。在宅と病院の両方を行き来して過ごす方法もあります。

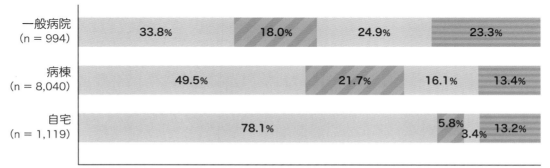

望む場所で過ごせた人も、希望がかなわなかった人もいる

	一致	どちらともいえない	不一致	空白
一般病院（n = 994）	33.8%	18.0%	24.9%	23.3%
病棟（n = 8,040）	49.5%	21.7%	16.1%	13.4%
自宅（n = 1,119）	78.1%	5.8%	3.4%	13.2%

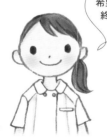

希望を叶えるためにも終末期の話し合いは大事です！

がん終末期の患者を看取った家族への調査。本人が望んだ最期の療養場所と、実際に過ごした場所が一致していたかを尋ねたところ、在宅療養患者では一致率が高かった。「最期のときを気兼ねなく、本人のペースで過ごせた」という声も多くあがっている。

（『遺族によるホスピス・緩和ケアの質の評価に関する研究3』「遺族によるホスピス・緩和ケアの質の評価に関する研究」運営委員会編、公益財団法人 日本ホスピス・緩和ケア研究振興財団、2016より引用）

在宅を望む場合には、早めの準備で療養環境を整える

安心して療養できるように、在宅チームと連携して医療・介護体制を整え、服薬を含めたセルフケア法を身につけてもらう。

Step 1 入院時の意思確認

本人の意向の確認

自宅の状況の確認

入院の時点で、今後の療養場所の希望を確認。"自宅が療養に適した状態になっているか"なども把握しておく。

Step 2 退院の相談と準備

症状のマネジメント法の相談

レスキュー薬の準備

持ち帰り物品の準備

介護体制の準備

退院調整看護師、訪問看護ステーションなどと連携しながら、自宅での緩和ケア法を調整。必要な物品も用意し、セルフマネジメント法をわかりやすく指導。

Step 3 退院前の面接

訪問看護師との面接

退院前カンファレンス

退院前カンファレンスをおこない、今後の留意点などを話し合う。患者・家族と訪問看護師と初面談も、入院中にませておくと、患者が安心して退院できる。

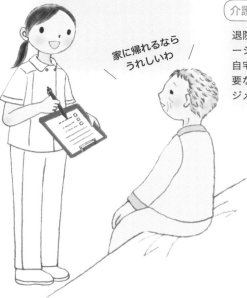

家に帰れるなら うれしいわ

在宅に移行するときは
介護体制の準備、服薬支援が重要

　在宅療養や一時退院を希望する患者が、自宅で無理なく暮らすためには、介護保険の申請が必要です。認定までに時間がかかるため、少しでも早く申請するよう家族に促します。

　退院のめどがついたら、退院調整看護師や訪問看護師と連携を。生活状況にあった薬の投与法を考え、患者にも服薬の重要性、セルフマネジメント法を理解してもらいます。ベッドやトイレなど、介護環境の整備も進めます。

　これまでの経過や自宅の環境を考慮して、懸念される事項があれば、退院前カンファレンスの場でも関連職種に伝えておきます。

セルフマネジメント支援では、服薬アドヒアランス度をチェック

退院後も適切に薬を使えそうかをチェックする。

Check
☑ **服薬方法**を理解できている？
服薬の回数、用量、間隔を理解できているか、レスキュー薬を効果的に使えるかを確認する。

Check
☑ 服薬方法**は生活にあっている？**
自宅では自分のペースで生活する。服薬時間や回数が、生活リズムにあっているかも確認。

Check
☑ **オピオイド**への不安はない？
「オピオイドの使用は最小限にすべき」など、誤った理解による不安があれば、払拭しておく。

Check
☑ **服薬の必要性**を感じている？
薬の効果を実感できているか、望む生活のために必要なものと理解できているかを確認。

Check
☑ **服薬したくない**特別な理由はない？
個人的な信念による服薬拒否、病気への無力感などからくる服薬意欲の低下がないかを見る。

倦怠感、便秘、ADL低下などの変化に対応していく

ターミナル前期は、これまでの緩和ケアを継続していくのが基本。ただし倦怠感などの症状が強まったり、ADL が急激に低下することもあり、症状にあわせてケア内容を見直していきます。

ターミナル前期では、倦怠感などが徐々に強まる

月単位の段階から症状が著しく悪化したり、ADL が低下していくことも。
変化をよく観察しながら、ケア内容を見直していく。

I 倦怠感のケア

エネルギー温存と
活動量のバランスをとる

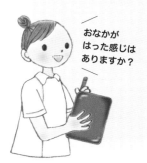

倦怠感が原因でずっと横になっていると、活動量低下により、便秘などの症状が悪化しかねない。エネルギーを温存しつつも、車椅子で散歩に行くなどして、活動量を保つ。

II 食欲低下のケア

アイスやプリンでもいい。
食べられるものを食べてもらう

栄養バランスよりも、経口で食事を楽しめることが大事。塩分などの制限はゆるめ、好きなものを提供する。ただし重度の糖尿病などの場合は、予後に応じた最低限の管理を。

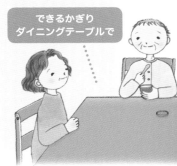

できるかぎり
ダイニングテーブルで

III 便秘のケア

不快感の有無に応じて
緩下剤を使っていく

おなかが
はった感じは
ありますか？

この段階では、活動量低下による便秘も多い。できるだけ離床を促すことが大事。本人が便秘による苦痛を感じているかの〝主観的評価〟も確認し、必要に応じて緩下剤を使う。

IV 不眠のケア

日中の眠気が出ないように
睡眠薬を調整して使う

痛みなどの身体症状が原因と考えられる場合には、薬で原因をとり除く。昼夜逆転を防ぐ環境調整やケアも必要。在宅では、睡眠薬を適切に使っているかどうかも確認を。

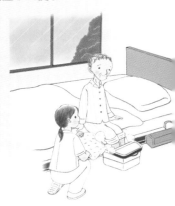

身体症状のマネジメントは
病院でも自宅でも同じく継続

　ターミナル前期には、これまでと同様、痛みなどの身体症状、不安などの精神症状をコントロールしていきます。在宅移行例でも、入院時と同じく薬を十分に使い、不快な症状に悩まされないようにします。

　ただし非がん患者などでは、比較的早期から体力が落ち、これまでどおりの緩和ケアでは不十分になることも。全身状態をよく観察し、コントロール不十分な症状があれば、薬物療法やケアの内容を見直していきます。

ADL低下と、それによる
活動量の低下にも注意する

　ADLが低下してきたときは、それに応じた生活面でのケアが欠かせません。

　たとえば、排泄のケア。トイレまでの距離を縮めたり、ポータブルトイレを使うなどして環境を整備します。それすら負担になるときには、床上での排泄についても話し合います。排泄にかける体力を、ほかのことに使ってもらうためです。〝排尿の負担だけでも減らす〟という目的で、尿道留置カテーテルを選択することもあります。

ADLの低下に応じて、無理なく過ごせる環境をつくる

在宅療養の場合は、福祉用具をいかに活用するかが重要。介護負担を
軽減し、かつ寝たきりで過ごす時間を増やさないようにする。

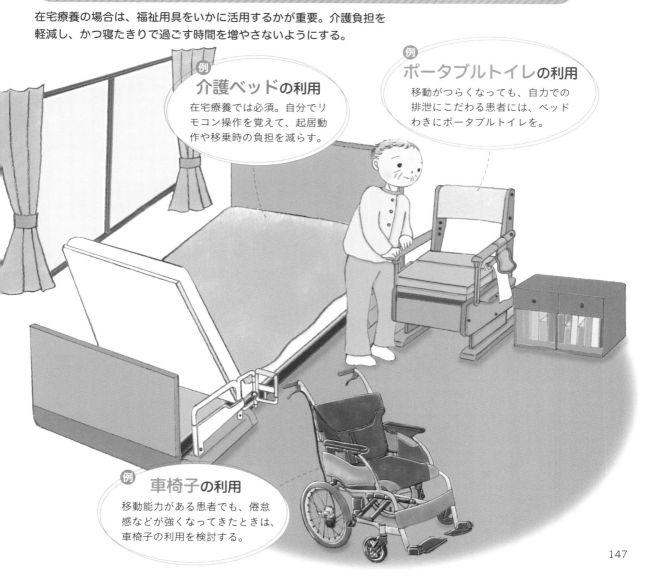

例 **介護ベッド**の利用
在宅療養では必須。自分でリモコン操作を覚えて、起居動作や移乗時の負担を減らす。

例 **ポータブルトイレ**の利用
移動がつらくなっても、自力での排泄にこだわる患者には、ベッドわきにポータブルトイレを。

例 **車椅子**の利用
移動能力がある患者でも、倦怠感などが強くなってきたときは、車椅子の利用を検討する。

死の受容過程での本人、家族のつらさに寄り添う

予後が数か月の段階では、不安、悲しみ、怒りなど、多くの感情がわき上がります。
その思いを受け止めながら、残された時間をよりよいものにするための支援を考えます。

不安、悲しみ、あるいは怒り。さまざまな思いを受け止める

個人差はありますが、ターミナル前期になると、死の実感が少しずつわいてきます。そのなかで、さまざまな思いもわき上がります。ひとりで残される配偶者や子どもを心配し、眠れない日々を送る人もいれば、「なぜ早期に診断してくれなかった」という医療者への怒りを抱えて過ごす人もいます。

こうした言葉を耳にしたときは、きちんと向き合える時間をつくり、スピリチュアルコミュニケーションで思いを受け止めましょう。

本人は、いまの状況をどう受け止めている？

医師の予後予測と患者の認識に大きなずれがあると、支援が困難に。現状認識も確認しておく。

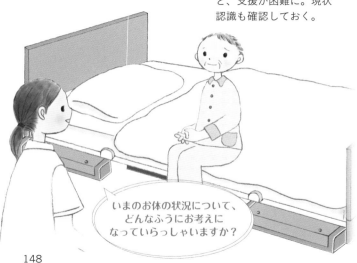

いまのお体の状況について、どんなふうにお考えになっていらっしゃいますか？

やっておくべきこと、やりたいことも確認しておく

ターミナル期の生活はつねに、〝今日が最善の状態〟。思いを聞くなかで、生きているうちにやりたいこと、やっておくべきことも確認しておきましょう。先延ばししないように率直に伝え、その実現をサポートします。

たとえば、孫の入学式や娘の結婚式など、楽しみにしていることがあれば、孫のランドセル姿を見せたり、病室で身内だけの式をあげる方法もあります。どうすれば望みをかなえられるか、ともに考える姿勢が大切です。

家族にも悔いを残さないよう、いまできることをともに考える

患者のこれからの療養生活は、家族にとっても最後の時間。あとで悔いが残らないよう、残された時間が長くないことを理解してもらいます。そのうえで、残された時間をどう過ごしたいか、思いを聞いていきましょう。

少しずつ悪化していく患者を前に、無力感に苛まれる家族も少なくありません。そばにいてくれるだけで、患者の安心につながることを保証します。家族にもできるケアを具体的に提案するのもいいでしょう。看病・介護疲れが強いようなら、ねぎらいの言葉をかけ、少しでも休息をとるよう促します。

家族の心労と困りごとに配慮し、できるかぎりの支援を

タイミングを見て廊下で話しかけたり、談話室に誘うなどして家族と話す。現状認識や今後の希望などを確かめていく。

家族へのねぎらい、死の受容の援助

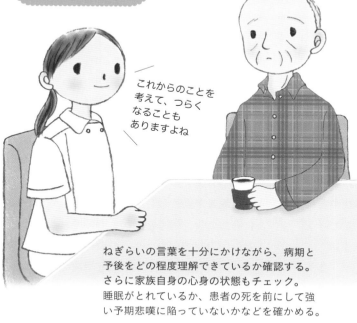

これからのことを考えて、つらくなることもありますよね

ねぎらいの言葉を十分にかけながら、病期と予後をどの程度理解できているか確認する。さらに家族自身の心身の状態もチェック。睡眠がとれているか、患者の死を前にして強い予期悲嘆に陥っていないかなどを確かめる。

患者のためにやりたいことの検討と実現の援助

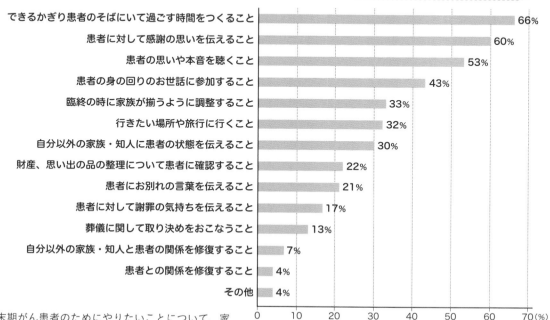

- できるかぎり患者のそばにいて過ごす時間をつくること　66%
- 患者に対して感謝の思いを伝えること　60%
- 患者の思いや本音を聴くこと　53%
- 患者の身の回りのお世話に参加すること　43%
- 臨終の時に家族が揃うように調整すること　33%
- 行きたい場所や旅行に行くこと　32%
- 自分以外の家族・知人に患者の状態を伝えること　30%
- 財産、思い出の品の整理について患者に確認すること　22%
- 患者にお別れの言葉を伝えること　21%
- 患者に対して謝罪の気持ちを伝えること　17%
- 葬儀に関して取り決めをおこなうこと　13%
- 自分以外の家族・知人と患者の関係を修復すること　7%
- 患者との関係を修復すること　4%
- その他　4%

末期がん患者のためにやりたいことについて、家族に尋ねた調査。「できるだけそばにいたい」「感謝を伝えたい」などがもっとも多い。一方で「いっしょにどこかに行きたい」といった希望もあり、手遅れにならないために、現実的なサポートも必要。

（『遺族によるホスピス・緩和ケアの質の評価に関する研究3』「遺族によるホスピス・緩和ケアの質の評価に関する研究」運営委員会編、公益財団法人 日本ホスピス・緩和ケア研究振興財団、2016 より引用）

体への負担を減らすため、輸液などの見直しをおこなう

ターミナル中期には体力が低下し、これまでどおりの治療とケアが負担になることも。
その代表が輸液です。体液貯留による苦痛が認められるなら、見直しを検討していきます。

週単位、とくに1〜2週になると体力低下が著しくなる

予後1か月ごろになるとターミナル中期に入り、病状の悪化が目立ってきます。がんの場合は、倦怠感や食欲不振などの症状が進行。予後1〜2週間になるとADLが顕著に低下し、食事量、水分摂取量も減ってきます。

これまで自力で排泄できていた人が、便失禁・尿失禁しやすくなるのも、このタイミング。オムツや尿道留置カテーテルの導入も検討し、安心して過ごせる環境を整えます。

寝て過ごす時間が増え、かつ栄養状態も悪化するため、褥瘡も発生しやすくなります。こまめな体位変換とともに、好発部には保湿剤を塗布し、褥瘡予防に努めます。

終末期の栄養障害、症状を輸液で改善するのは困難

予後が週単位となるこの時期には、輸液の見直しも重要です。

悪液質が進行した状態で、これまでどおりに高カロリー輸液を投与し続けても、栄養を有効に活用できません。輸液による浮腫、胸水・腹水の悪化、悪心・嘔吐や痰の増加など、マイナスの影響のほうが大きくなることも。浮腫などの身体症状で苦しんでいないかをよくアセスメントしましょう。

輸液のデメリットが大きい場合は、輸液の中止、または減量を考えます。本人にとってのQOLを最優先に考え、チーム全員で検討する必要があります。

効果が得られなくなる段階で、輸液中止を考える

予後と身体症状、本人にとっての苦痛をよく考えたうえで、輸液の見直しをおこなう。

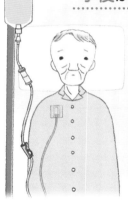

予後が **1** か月程度

1日500〜1000mLの輸液がQOLの維持に役立つことも
代謝異常が著しくなければ、中心静脈栄養（TPN）で、1日500〜1000mLの輸液をすることが多い。蛋白質、エネルギーなどの欠乏を防ぎ、筋肉の減少によるADL低下をゆるやかにできる可能性がある。

➡

予後が **1**〜**2** 週間程度

本人・家族とよく話し合い、輸液の減量や中止を検討
個人差はあるが、代謝異常が顕著に悪化しやすい時期。体液貯留による身体症状の悪化など、マイナス面のほうが強く、積極的な栄養療法は勧められない。本人・家族と十分に相談し、減量や中止を検討。

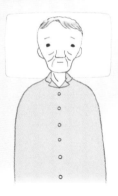

「輸液をやめると死期が早まる」と不安に感じる家族が多い

輸液中止を検討する場合、本人・家族の意見をていねいに聞く必要があります。家族のなかには輸液への期待が強く、〝生きるために不可欠の手段〟と考えていることも。「少しでも長く生きてほしい」という家族の思いを、まず受け止めることが大切です。

そのうえで、輸液が延命につながらないこと、体液貯留によって患者の苦しみが増大することなどを、わかりやすく説明します。

患者の利益を優先？それとも家族の納得が大事？

患者の意思確認ができない状態であれば、家族の意見をよく聞いて検討を進めます。

輸液による不利益を伝えてもなお、家族が輸液に固執するケースもあります。このようなときは、患者の利益も家族の納得感も、どちらも大切。輸液以外の方法で、家族にできることを提案し、少しでも納得が得られるように努めます。「それでも輸液を」という場合は、家族の意思を尊重することもあります。

輸液以外の方法で、負担を減らす提案をする

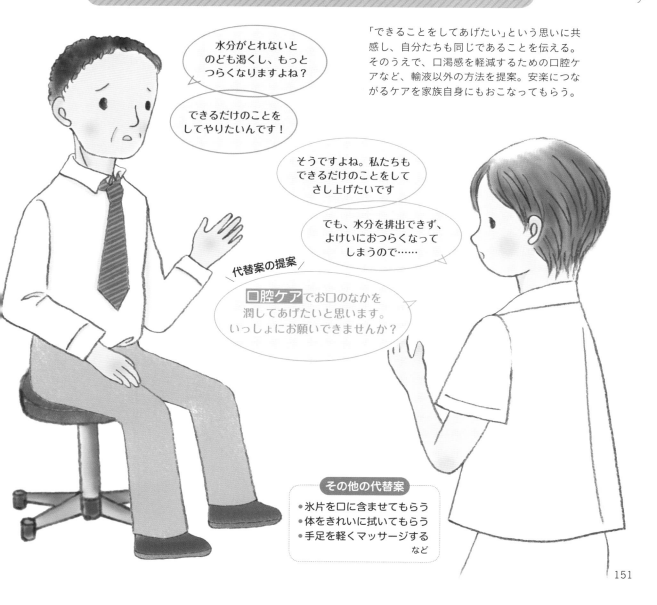

水分がとれないとのども渇くし、もっとつらくなりますよね？

できるだけのことをしてやりたいんです！

「できることをしてあげたい」という思いに共感し、自分たちも同じであることを伝える。そのうえで、口渇感を軽減するための口腔ケアなど、輸液以外の方法を提案。安楽につながるケアを家族自身にもおこなってもらう。

そうですよね。私たちもできるだけのことをしてさし上げたいです

でも、水分を排出できず、よけいにおつらくなってしまうので……

代替案の提案

口腔ケアでお口のなかを潤してあげたいと思います。いっしょにお願いできませんか？

その他の代替案
- 氷片を口に含ませてもらう
- 体をきれいに拭いてもらう
- 手足を軽くマッサージする
  など

夜間せん妄が増える時期。不眠とあわせて対策を

週単位になると、感染症や貧血などのさまざまな原因で、せん妄が起きやすくなります。
本人だけでなく、見ている家族の苦痛も大きいため、予防と早期発見が何より大切です。

週単位になるとせん妄が増え、看護・介護が困難になることも

せん妄は、身体異常や薬などで生じる意識障害で、認知機能低下や幻覚などさまざまな症状が現れます。精神的興奮が強い「過活動型」と、意識混濁や傾眠などを特徴とする「低活動型」があり、死亡直前にはがん患者の9割近くにせん妄が見られます。

せん妄は、転倒などの事故につながりやすいうえ、本人・家族に恐怖や不安を与えます。とくに夜間の過活動型せん妄が起きると、看護師や、在宅でケアする家族が疲弊することに。せん妄の予防と早期発見に努め、家族にも適切な情報提供をおこなう必要があります。

せん妄の引き金となる、薬や処置を見直す

この段階でとくに多い直接因子は、「貧血」「感染症」「低酸素血症」。睡眠−覚醒リズムの障害など、誘発因子をとり除くことも重要。

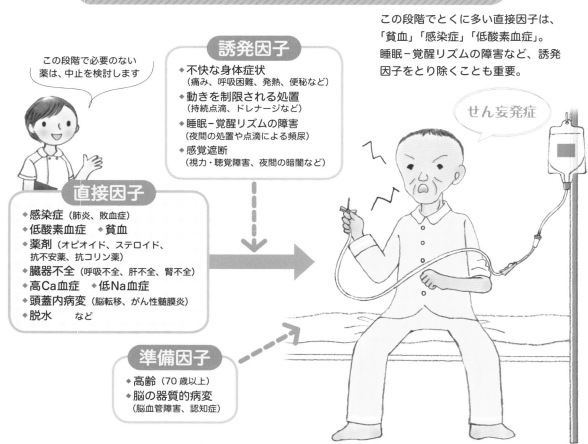

この段階で必要のない薬は、中止を検討します

誘発因子
- 不快な身体症状（痛み、呼吸困難、発熱、便秘など）
- 動きを制限される処置（持続点滴、ドレナージなど）
- 睡眠−覚醒リズムの障害（夜間の処置や点滴による頻尿）
- 感覚遮断（視力・聴覚障害、夜間の暗闇など）

直接因子
- 感染症（肺炎、敗血症）
- 低酸素血症　◆貧血
- 薬剤（オピオイド、ステロイド、抗不安薬、抗コリン薬）
- 臓器不全（呼吸不全、肝不全、腎不全）
- 高Ca血症　◆低Na血症
- 頭蓋内病変（脳転移、がん性髄膜炎）
- 脱水　　　など

準備因子
- 高齢（70歳以上）
- 脳の器質的病変（脳血管障害、認知症）

せん妄発症

薬での対処とともに、起きたときの対策も考える

薬の適切な使用、環境調整などで、
せん妄を予防。起きてしまったとき
にも、これらの対策で緩和をめざす。

Ⅰ 薬物治療

過鎮静にならない
ように注意！

睡眠薬をうまく使ったうえで
どうしても必要なら抗精神病薬を

とくに問題となりやすいのが、夜間せん妄に
よる不眠。昼夜逆転を防ぐ工夫をしながら、
せん妄を生じにくい抗うつ薬を使い、夜間の
睡眠を確保する。
日中のせん妄には、ハロペリドールなどの抗
精神病薬で対処。

夜間の睡眠対策には
せん妄を起こしにくい薬を！

抗うつ薬
・ミアンセリン（商テトラミド）
・トラゾドン（商レスリン／デジレル）

抗精神病薬 ハロペリドール（商セレネース）

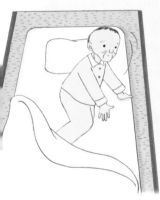

Ⅱ 環境調整

せん妄が起きても、
事故にならない環境を整える

ベッド柵で四方を囲うと、
柵を乗り越えようとして
転落しやすい。１か所は
柵を外して通り道をつく
り、転倒しにくい靴を置
いておく。畳を敷いて床
で寝るのもいい。患者の
体動を感知して知らせる
「離床CATCH®」も役立つ。

Ⅲ 家族の心理的支援

そばで見ているつらさを理解し、
対策を話し合う

せん妄は家族に心理的苦
痛を与え、在宅の場合は
介護をしている家族の体
力も奪いかねない。
「安心しておだやかに過
ごしてもらうにはどうし
たらよいか」を考え、夜
間の睡眠確保などの具体
的な策を話し合う。

夜、少し眠れるようにして
調整していきましょう

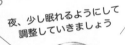
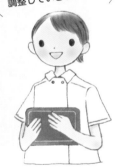

確実な予防や改善はできないことを家族にも理解してもらう

　ターミナル期のせん妄にはさまざまな原因
があり、多くは複合的要因で生じます。「昨日
まで会話できていたのに、今日は無反応」な
どのサインに気づいたら、全身状態をよく観
察。痰の増加、微熱といった徴候から、誤嚥
性肺炎などの原因が見つかることもあります。
　生理的欲求を満たすことも大切です。「排

泄したいのにうまくできない」「便秘のせいで
不快」といった問題をひとつずつ解決してい
きます。補聴器や眼鏡をきちんと使い、聴力、
視力を保つことも、安心感につながります。
　このような対策を十分に講じても、せん妄
が生じる場合には、薬で対処します。家族に
は、この段階に多い症状であること、脳機能
の問題であり精神の異常ではないことをてい
ねいに説明し、不安感の軽減に努めましょう。

153

不要な薬や処置は中止。
家族にも心の準備をしてもらう

予後が日にち単位になると、呼吸や意識、皮膚などに典型的な変化が認められます。
不要な医療処置やケアは極力控え、最期をおだやかに過ごせるように配慮しましょう。

呼吸困難、気道分泌などの変化から看取りに向けた準備を

予後数日になると、死の徴候が出てきます。とくに多いのが右ページの7つの変化です。

たとえば呼吸では、1回換気量の増減と無呼吸をくり返す「チェーン・ストークス呼吸」、下顎を上下させる「下顎呼吸」、咽頭からゴロゴロと音がする「死前喘鳴」が生じます。

意識も混濁しやすくなり、不明瞭な発言が認められることも。皮膚にはチアノーゼが生じ、手足は徐々に冷たくなっていきます。こうした徴候が見られたら看取りの時期と考え、家族にも、お別れのときが近いと伝えます。

痛みなどのつらい症状は持続皮下注で最期までケア

この時期のケアで何より重要なのは、患者がおだやかに過ごせることです。

抗菌薬や、慢性疾患の治療薬などは、もう必要ありません。輸液を継続している場合も、基本的には中止し、チューブ類を極力減らします。体位変換やバイタルサイン測定なども、本人の負担感を考慮し、わずらわしく感じるようなら回数を減らしましょう。

ただし、痛み止めの持続皮下注入は安楽のために不可欠。これまでどおりに継続し、苦痛のない時間を過ごせるようにします。

おだやかに過ごせるよう、やめられる治療やケアはやめる

苦痛緩和を最優先に考え、医療処置はできるだけ簡素化する。

Check ☑ 予防的薬剤や抗菌薬が使われていない？

ターミナル後期では、予防的薬剤や抗菌剤投与の効果は限定的で、勧められない。ただしインスリンは減量して継続する。

Check ☑ ドレーンの抜去、デバイスの停止は？

不要なチューブ類を抜去し、楽に過ごせるようにする。ICD（植込み型除細動器）などは、DNRを確認したうえで停止を検討。

Check ☑ 輸液は中止しなくていい？

輸液は延命に寄与せず、体液貯留を引き起こして患者の苦痛になるおそれがある。家族と話し合い、できるかぎり中止する。

Check ☑ 必要ないケアを続けていない？

ルーティンで実施しているバイタルサイン測定、褥瘡予防のための体位変換なども、ようすを見て頻度を減らすなどの工夫を。

これから生じる "死の徴候" を、家族にわかりやすく伝える

看取りの瞬間までに生じる変化について、家族が把握できるようにする。

1 呼吸の変化

チェーン・ストークス呼吸や下顎呼吸、死前喘鳴(しぜんぜんめい)などが現れる。

呼吸も変化しますが、ご本人は苦しくありません

2 意識・認知機能の変化

意識レベルが低下し、昏睡状態に陥ることも。認知機能障害も起こりやすい。

3 経口摂取(えんげ)の変化

嚥下が困難になり、水分や薬剤の経口摂取ができなくなることが多い。

4 皮膚の変化

チアノーゼ、四肢の冷感、皮膚の色調変化が起こり、唇も蒼白になってくる。

5 情動的な状態の変化

落ち着かずに体を動かしたり、身の置きどころのないようすを見せる。

6 全身状態の変化

全身機能が低下し、起居動作などが困難になる。臓器不全にも陥りやすい。

7 その他の変化

看取りの経験の多い医療者が全身の変化を見るなかで、直感的にわかることもある。

家族に経過を伝えて少しでも安心してもらう

看取りを控えたこのタイミングでは、家族は不安を募らせ、疲労困憊しています。家族の心身の状態に、これまで以上に気を配ってください。家族がずっとつきっきりでいるようなら、「いったんお帰りになって、休んでください」などと声をかけましょう。

ただし、看取りの日時を正確に予測することはできません。家族の一時帰宅時に、患者が亡くなることもあります。"絶対に大丈夫とはいえない" ことも理解してもらいましょう。

どんな看取りをしたいか、家族の希望を聞いて支援する

患者の死後、多くの家族は強い悲しみを抱えて過ごすことになります。「最期に家族だけの時間を過ごしたかった」「好物をひと口でも食べさせたかった」など、後悔に苛まれる家族も少なくありません。看取りが近づいたときには、どんな看取りを望んでいるか、家族の思いにていねいに耳を傾けましょう。

看取り後に着せる服も重要です。その人らしさが感じられるもの、最後に着せてあげたいものを準備しておいてもらいます。

耐えがたい苦痛の緩和のために鎮静をすることも

予後が日にち単位となり、本人にとって耐えがたい苦痛が生じたときには、「鎮静」も選択肢の
ひとつ。ほかの対処法がないか、倫理的に妥当かどうかを十分に話し合ったうえで実施します。

できることをすべて
おこなったうえで、鎮静を考える

ターミナル後期になると、せん妄や強い痛み、呼吸困難などに苦しみ、薬物療法でも緩和できなくなることがあります。〝治療抵抗性の苦痛〟です。このようなときは、ミダゾラムなどの鎮静薬で意識レベルを低下させる「鎮静（セデーション）」を検討します。

ただし安易な鎮静は、倫理的にも避けなくてはなりません。「すべての治療が無効であること」「ほかの方法がないこと」が、鎮静実施時の要件です。苦痛緩和につながる薬物療法やケアを、すべて試みたうえで検討します。

家族とチームの全員で検討し、
最善と思える選択を

鎮静には、夜間などに限定的におこなう「調節型鎮静」と、意識レベルを持続的に低下させる「持続的深い鎮静」があります。後者の場合は、一度鎮静を始めると、家族との最期の会話もできなくなります。その意味でも、本人、家族の思いをよく聞いたうえで、鎮静の方法とその是非、タイミングを考えます。

家族には、鎮静が命の長さを左右するものではないことも説明しましょう。また、家族が決断を負担に感じないように、判断はチーム全体でおこなうことも話しておきます。

鎮静の目的や影響について、本人・家族に説明する

全身状態の説明
根治的な治療法がなく、死期が近いなどの身体状況について。

患者や家族のつらさに寄り添い、
伝える内容と伝えかたに配慮する。

苦痛についての説明
治療抵抗性の苦痛と判断した根拠などを、わかりやすく話す。

鎮静の目的の説明
持続的深い鎮静では、深い鎮静下で看取ることになる可能性が高い。

鎮静の方法の説明
目的にあわせて鎮静薬を調節し、投与すると伝える。

鎮静の影響の説明
精神活動やコミュニケーション、経口摂取などへの影響。

鎮静後の治療やケアの説明
ほかの緩和ケアも継続すること、中止もできることを伝える。

鎮静をしない場合の説明
ほかの選択肢と、鎮静しない場合の苦痛の程度や予後について。

（『がん患者の治療抵抗性の苦痛と鎮静に関する基本的な考え方の手引き 2018年版　苦痛緩和のための鎮静に関するガイドライン2010年版：改訂・改題』特定非営利活動法人 日本緩和医療学会 ガイドライン統括委員会、金原出版、2018 より作成）

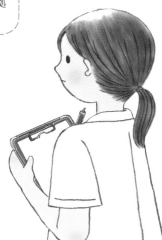

鎮静の進めかたをよく理解して、モニタリングをおこなう

持続的鎮静には、調節型鎮静と持続的深い鎮静があり、苦痛の強さ、患者や家族の価値観、希望をもとに選択する。

鎮静の種類と進めかた

 I

調節型鎮静

苦痛の緩和のために鎮静薬を使う

苦痛緩和のため、鎮静薬を少量から調節して投与していく。結果として、意識がある程度保たれた状態で苦痛緩和できる場合もあれば、意識が低下するまで投与しないと苦痛緩和できない場合もある。

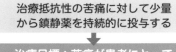

治療抵抗性の苦痛に対して少量から鎮静薬を持続的に投与する

↓

治療目標：苦痛が患者にとって耐えられる程度になる（例STAS≦2）

→ いいえ → **鎮静薬を漸増する**

はい ↓

苦痛がとれるだけの最小量の鎮静薬を維持投与する

鎮静薬の投与量の調節は、患者の苦痛の程度を基準とする。したがって、結果として、意識が低下する場合もしない場合もある。

 II

持続的深い鎮静

深い鎮静を目的に、鎮静薬を使う

鎮静中止によって患者の苦痛が再燃することを考慮し、中止時期を定めずに鎮静薬を投与して、深い鎮静を持続させる。苦痛が改善した場合は、鎮静薬の減量や中止も可能。

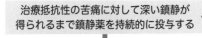

治療抵抗性の苦痛に対して深い鎮静が得られるまで鎮静薬を持続的に投与する

↓

治療目標：患者は深い鎮静状態となる（RASS≦−4）

→ いいえ → **鎮静薬を漸増する**

はい ↓

深い鎮静を維持するのに必要な鎮静薬を維持投与する

鎮静薬の投与量の調節は、患者が深い鎮静となることを基準とする。定期的に深い鎮静が必要かを再評価する。結果として、死亡まで継続する場合も、中止する場合もある。

（『がん患者の治療抵抗性の苦痛と鎮静に関する基本的な考え方の手引き 2018年版　苦痛緩和のための鎮静に関するガイドライン 2010年版：改訂・改題』特定非営利活動法人 日本緩和医療学会 ガイドライン統括委員会、金原出版、2018 より作成）

鎮静開始後の評価方法

目的とされる鎮静に至っているか、15〜30分間に1回以上評価。達成後は数時間ごとに確認する。

＼ 評価の方法 ／

 Step1

30秒間、患者を観察する。これ（視診のみ）によりスコア 0〜＋4 を判定する

↓

Step2

1）大声で名前を呼ぶか、開眼するようにいう

2）10秒以上アイ・コンタクトができなければくり返す。以上2項目（呼びかけ刺激）によりスコアー1〜−3を判定する

3）動きが見られなければ、肩を揺するか、胸骨を摩擦する。これ（身体刺激）によりスコアー4、−5を判定する

RASS（Richmond Agitation-Sedation Scale）

刺激への反応などをもとに、鎮静の深さを見る。
血圧低下など、思わぬ異変がないかも同時に見ていく。

スコア	用　語	説　明	
＋4	好戦的な	明らかに好戦的な、暴力的な、スタッフに対する差し迫った危険	
＋3	非常に興奮した	チューブ類またはカテーテル類を自己抜去；攻撃的な	
＋2	興奮した	頻繁な非意図的な運動、人工呼吸器ファイティング	
＋1	落ち着きのない	不安で絶えずそわそわしている、しかし動きは攻撃的でも活発でもない	
0	意識清明な	落ち着いている	
−1	傾眠状態	完全に清明ではないが、呼びかけに10秒以上の開眼およびアイ・コンタクトで応答する	呼びかけ刺激
−2	軽い鎮静状態	呼びかけに10秒未満のアイ・コンタクトで応答	呼びかけ刺激
−3	中等度鎮静	状態呼びかけに動きまたは開眼で応答するがアイ・コンタクトなし	呼びかけ刺激
−4	深い鎮静状態	呼びかけに無反応、しかし、身体刺激で動きまたは開眼	身体刺激
−5	昏睡	呼びかけにも身体刺激にも無反応	身体刺激

（「緩和ケア用 Richmond Agitation-Sedation Scale(RASS)日本語版の作成と言語的妥当性の検討」今井堅吾ほか、Palliative Care Research vol.11（4）：331-336, 2016 より引用）

家族がゆっくりお別れできる環境を整える

死が目前に迫ってきたら、家族への最大限の配慮を。思い残しのないよう、最期の時間を過ごしてもらいます。どんなふうにお別れをすればよいか伝えることも、家族の助けになります。

下顎呼吸などが出始めてやがて息を引きとる

死の半日前〜数時間前になると、下顎呼吸、チアノーゼ、脈の触知不可などの徴候が高率で現れます。これを「晩期死亡前徴候」といいます。この徴候が出現したら家族に伝え、会わせたい人に連絡するなどの準備をしてもらいましょう。家族不在のタイミングであれば、電話で連絡を。家族が到着するまでに、姿勢やベッドの乱れなどは整えておきます。

ベッドの柵はすべて下ろし、家族と患者の妨げにならないようにします。病室の心電図モニター類も撤去し、モニタリングが必要な場合はナースステーションで確認を。家族がモニターの波形ばかりを追いかけ、患者との時間に集中しにくくなるためです。個室でない場合にはカーテンを閉め、人数分の椅子を揃えておくなどの環境整備も必要です。

手を握り、思いを伝え、最期の時間を過ごしてもらう

家族の不安を軽減することも、看護師の重要な役割です。「反応がなくても、聴覚は最後まで残っています」「のどがゴロゴロしたり、声がもれたりしますが、苦痛は感じていません」「手をさすったりして、安心させてあげてください」などと具体的に伝え、最期の時間がよりよいものになるよう援助します。家族がいつもどおりに会話し、あたたかな空間に包まれていることは、患者の安心感にもつながるでしょう。

そのような空間の妨げにならないよう、医師、看護師の不要な入室は避けます。

ただし、家族がひとりで患者に寄り添っている場合は、心細く感じていることも。「私もそばにいましょうか？」と尋ね、家族が希望するならいっしょに看取るようにします。

亡くなる半日前くらいまで、話ができることも多い

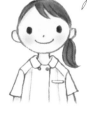

"最期まで聞こえている" こともきちんと伝えましょう！

いつまで会話ができるかは、家族にとって非常に重要。約40%の患者で、亡くなる半日前までコミュニケーションがとれていたという調査結果もある。

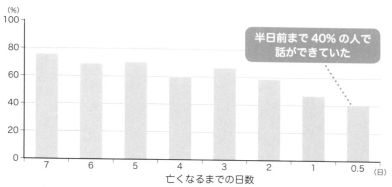

半日前まで 40% の人で話ができていた

亡くなるまでの日数（日）

（「Symptom Expression in the Last Seven Days of Life Among Cancer Patients Admitted to Acute Palliative Care Units.」Hui D, et al. Journal of Pain & Symptom Management vol.50（4）：488-494, 2015 より引用）

晩期死亡前徴候が出てきたら、いよいよお別れのとき

息を引きとるときには、下図のような徴候が現れる。死が迫っていることを、家族にきちんと伝える。

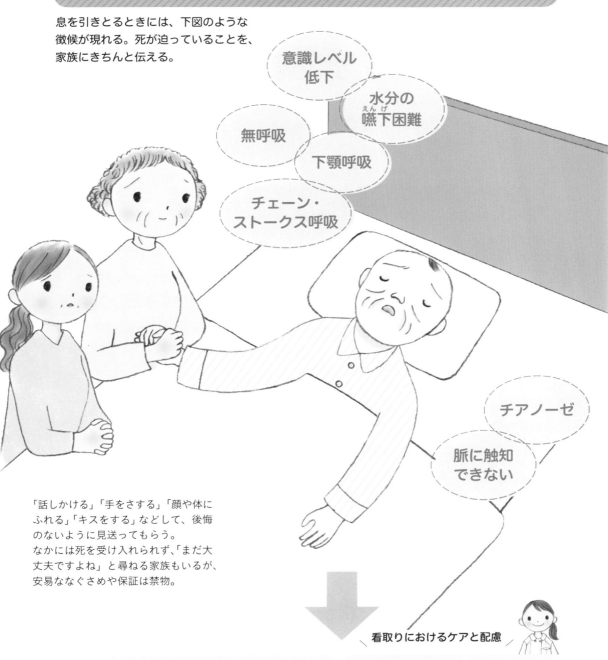

意識レベル低下

水分の嚥下困難

無呼吸

下顎呼吸

チェーン・ストークス呼吸

チアノーゼ

脈に触知できない

「話しかける」「手をさする」「顔や体にふれる」「キスをする」などして、後悔のないように見送ってもらう。
なかには死を受け入れられず、「まだ大丈夫ですよね」と尋ねる家族もいるが、安易ななぐさめや保証は禁物。

看取りにおけるケアと配慮

最期に会わせたい人がいないか確認
最期に会わせたい人に連絡できているか、全員が揃っているかを聞く。あらかじめ、誰を呼ぶか話し合っておいてもらうことも必要。

家族や親しい人だけで過ごしてもらう
「皆さんで、お別れの時間を過ごしてください」「必要なときにはすぐに来ます」と伝え、じゃまにならないようにする。

よけいな訪室やケアは控える
家族が希望する場合を除けば、診察もケアも不要。医師やほかのスタッフと状況を共有し、よけいな入室をしない配慮を。

病棟内の騒音や笑い声に注意
ほかの患者を担当する看護師も、バタバタと駆け回ったり、大きな声で会話したり、笑い声をあげたりしないように注意。

本人にも家族にも、ねぎらいの言葉をかける

息を引きとった後も、これまでどおりの気遣いをもって患者に接します。傍らで悲しむ家族にも思いを寄せ、これまでの療養生活を支えてきたことを、心からねぎらいます。

いつもと同じように接しながら、死亡診断をする

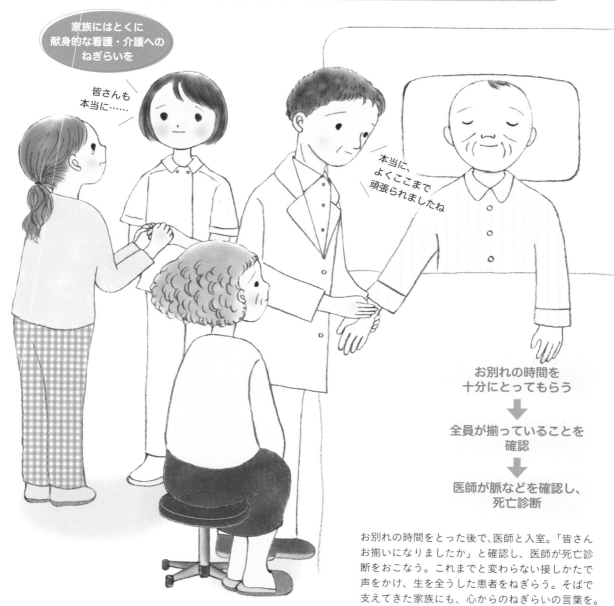

家族にはとくに
献身的な看護・介護への
ねぎらいを

皆さんも
本当に……

本当に、
よくここまで
頑張られましたね

お別れの時間を
十分にとってもらう

↓

全員が揃っていることを
確認

↓

医師が脈などを確認し、
死亡診断

お別れの時間をとった後で、医師と入室。「皆さんお揃いになりましたか」と確認し、医師が死亡診断をおこなう。これまでと変わらない接しかたで声をかけ、生を全うした患者をねぎらう。そばで支えてきた家族にも、心からのねぎらいの言葉を。

お別れの時間を十分にとり タイミングを見て、医師を呼ぶ

患者が亡くなった瞬間に、急いで医師を呼ぶ必要はありません。家族で別れを惜しんでいるときは、10分、20分ほど待ち、少し落ち着いたころに医師と入室します。医師が「きちんと確認させていただきますね」と断って、呼吸を見て、死亡確認をします。

病院に向かっている家族がいる場合には、到着後に死亡確認をすることで、「間に合った」と思ってもらえることもあります。家族が後悔を引きずることのないよう配慮しましょう。

家族には、ずっと心に残る場面。 心からの思いやりとねぎらいを

大切な人を亡くした日は、家族の心に一生刻まれます。その人らしい生を全うした患者にも、それを支えた家族にも、「本当に頑張りましたね」と、心からのねぎらいの言葉をかけます。近い立場にいた看護師だからこそ、こまやかな言葉かけができるはずです。

生前のできごと、その人らしいエピソードをふり返り、思い出話をするのもいいでしょう。家族の悲しみをやわらげるビリーブメントケア（→ P166）にもつながります。

療養場所によって、環境や手順が異なることもある

自宅や一般病棟、施設など、それぞれの場所で心を込めて、できるかぎりの看取りをする。

在宅 での看取り

呼吸停止の連絡を受け、 訪問看護師と主治医が訪問

家族から「呼吸停止」の連絡を受けた医師と訪問看護師が、自宅を訪問。医師が死亡確認し、死亡診断書を作成。看護師がエンゼルケアをする。看護師が先に到着したときは、状況を確認し、家族をねぎらいながら医師を待つ。

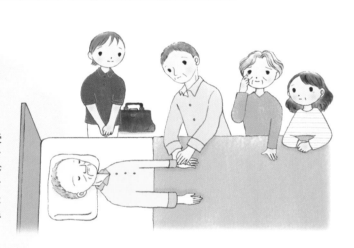

一般病棟 での看取り

カーテンを閉める、 モニターを移すなどの配慮を

DNR の意向を確実に把握しておき、望まない蘇生を避ける。モニターをナースステーションで確認し、心停止後に医師と訪室。死亡確認をする。短時間しかとれなくても、家族の心情にていねいに寄り添うことが大切。

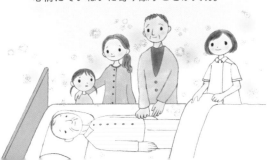

介護施設 での看取り

家族が不在のときも、 ひとりにさせない

医療職が少ないぶん、看護師が中心となって看取りのケアを進める。死亡前徴候や看取りを知らないスタッフも多く、スタッフ教育も重要。家族が間に合わないこともよくあり、孤独のうちに旅立たせない配慮も欠かせない。

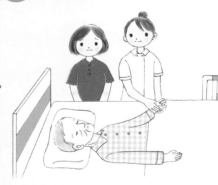

家族といっしょに清拭し、着替えをおこなう

死亡確認後はご遺体の変化を防ぐ処置をおこないます。体をきれいにしてあげることも、大きな目的。家族とともに、最後のケアとしておこなうのもいいでしょう。

患者のための最後のケアを、家族とともに心を込めて

死亡確認後は、ご遺体の処置を開始します。

このとき大切なのが、家族にも参加してもらうこと。遺族を対象とした調査「J-HOPE2」

では、ご遺体の処置の経験について、「お別れの時間、感謝の気持ちをもてた」「いい思い出になった」という声が多く上がっています。「よかったら、いっしょにきれいにしてさし上げませんか？」と声をかけてみましょう。

ご遺体の変化のプロセスを理解し、全身をきれいに整容

ご遺体では、物理的・化学的・微生物学的変化が刻々と進む。家族の別れの後、すみやかに処置を始める。

STEP 1
クーリング

蓄冷剤などを使って腹腔を中心に冷やす

体内の細菌は死後も増殖を続けるため、ご遺体の腐敗の原因に。菌の増殖を止めるには、5℃以下の室温でクーリングするのが理想だが、専門設備がなければ困難。
腹部〜胸部に蓄冷剤をあて、深部体温を25℃以下に保つようにする。

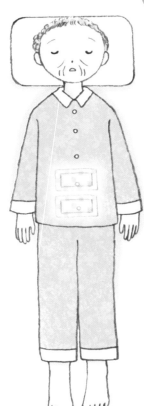

STEP 2
顔まわりのケアと処置

口腔内・鼻腔内の清掃後に、閉口処置をする

最期まで呼吸に使われる下顎は、他部位より早くに硬直が進む。死後1〜3時間で下顎関節硬直が生じ、口が閉じなくなってしまう。そのため、死後すみやかに口腔ケアを開始し、鼻腔、耳介、外耳道を清拭。続いて、丸めたタオルを下顎の下にはさんで閉口処置をする。

あごの下に、丸めたタオルを入れる

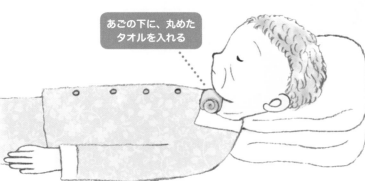

ご遺体が変化しないよう、30分〜1時間以内におこなう

人の体は、亡くなった瞬間から、不可逆的に変化が進みます。

まず、体温が低下して顔が蒼白となり、死斑が現れます。同時に筋の弛緩と硬直が進行し、開いた口が閉じなくなるなどの問題が生じます。また、死後1〜2日間、遺体は細菌の繁殖に適した環境となり、腐敗が急速に進みます。これを防ぐには、腐敗しやすい深部の体温を早急に冷やす必要があります。

葬儀の場で、家族に悲しい思いをさせないためにも、ケアは早急に。家族が最後のお別れをするのを見届けたうえで、死後30分〜1時間以内には始めるのが理想です。

葬儀までに異常が出ないよう患部や創の処置は万全に

ご遺体は自宅や葬儀場に移された後、告別式が終わるまで、棺のなかで過ごします。ご遺体のケアでは、体内貯留物の滲出や出血が起こらないよう、十分注意します。

かつては鼻腔や肛門、ストーマ開口部などへの綿詰めがおこなわれていましたが、現在では効果がないことがわかっています。褥瘡をはじめとする開放創、ストーマの開口部、肛門、膣などは、希釈した次亜塩素酸ナトリウム液で消毒するのが有効です。

気になる点は、葬儀社にも申し送りを。存命中の医療処置と懸念事項を伝えておけば、ご遺体管理中のトラブルを防げます。

STEP3

全身清拭＆患部の処置

両性界面活性剤で汚れを落とし、除菌する

顔や手足などの清拭は家族にも手伝ってもらい、肛門や創などの処置は看護師のみでおこなう。洗浄には、殺菌効果の高い「テゴー51®」などの両性界面活性剤を使用。さらに乾燥を防ぐため、ベビーオイルとワセリンを1:5で混合したスキンケアクリームを塗る。

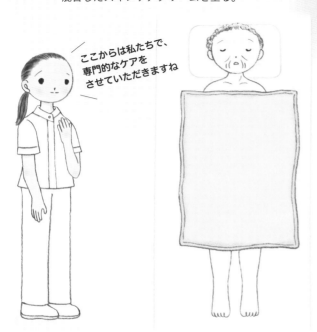

ここからは私たちで、専門的なケアをさせていただきますね

STEP4

着替え

事前に用意をお願いしていた "その人らしい" 服に替える

用意しておいた服に着替えさせる。お気に入りの服のほか、勤務時に着用していたユニフォームなど、その人らしさを感じさせるものを。着替え方法は日ごろのケアと同じだが、上肢から順に硬直していくことに注意。服を着替えたら、靴下やベルトなども忘れずに着ける。

衣装に決まりはない。お気に入りのものや新品を

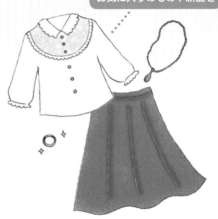

血色をよくする
エンゼルメイクをおこなう

清拭などをすませたら、次はエンゼルメイクです。死後は顔面が蒼白化したり、平坦化してしまいがち。血色をよくしたり、立体感を出すことで、健康なときのその人の表情に近づけます。

家族から見て、生前の魅力やその人らしさを感じられるように

エンゼルメイクは、つらい病気を乗り越えた患者に、生前の安らかな表情をとり戻してもらうケア。元気なときの表情をもう一度目にすることは、家族のビリーブメントケア（→ P166）にもつながります。その人らしさが感じられるメイクを心がけましょう。

家族の希望を聞いて、口紅の色を選んでもらうなどし、ともにおこなうこともできます。

ご遺体の変化のプロセスを理解し、全身をきれいに整容

皮膚の色調変化などをカバーしながら、おだやかで安らいだ表情にメイクをする。

スキンケア

STEP 1 クレンジング＆マッサージをする

クリームをのせて、指の腹でマッサージ

クレンジングクリームなどを手にとり、顔の中心から外側に向けて、円を描くようにマッサージ。汚れをとるほか、顔の平坦化の緩和、圧迫痕の軽減も期待できる。

STEP 2 ホットパックで温める

一時的にでも、血色をよくする効果がある

70℃程度の蒸しタオルで顔を包む。めやすは3分以内。見た目に苦しく見えないよう、鼻腔周囲は開けておく。一時的に血色をよくする効果があり、家族に喜ばれることも。

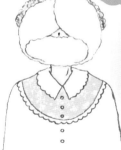

STEP 3 ひげ、産毛などを処理

皮膚を傷めないよう、十分注意して

ひげや産毛を処理し、生前の面影をとり戻す。シェービングフォームやクリームを用いて、肌を傷めないよう細心の注意を。眉は伸びたところをカットする。

STEP 4 化粧水＆乳液を塗布

乾燥を防ぎ、メイクしやすい状態に

体温が低くファンデーションの伸びが悪いため、化粧水の塗布後に、油分の多い乳液などを塗っておく。少しテカリが出る程度がめやす。唇にはワセリンを塗る。

男性患者にも、血色をよくするメイクが必要

エンゼルメイクの目的は「美」ではなく、生前のその人らしさを感じさせること。女性だけでなく、男性にもおこないます。

男性の場合には、テカリが出たほうが元気そうに見えるので、フェイスパウダーは使いません。口紅は、赤に茶色を混ぜてダーク系にすると、自然な唇になります。あご、鼻先、額、耳にはチークをふわっとのせると、健康的で血色のよい顔に仕上がります。

どうしても閉眼できないときはオリーブオイルなどで対処

ご遺体の眼球は乾燥しやすいため、瞼が閉じにくく、半眼状態になることがあります。

このようなときは、脱脂綿をコンタクトレンズのように薄く伸ばして瞼と眼球のあいだに差し込みます。すると綿と眼球が密着し、眼がきれいに閉じます。

目の乾燥による顔貌の変化を防ぐためにも、眼球の表面にオリーブオイルを垂らしてから、閉眼処置をするといいでしょう。

メイクアップ

STEP5 ファンデーション＆チークを塗る

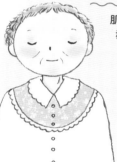

肌の経時的変化を考えて赤みを少し足しておく

リキッドファンデーションを少しずつ肌にのせていく。黄疸には黄色ベース、出血痕には赤色ベースなど同系色でカバー。フェイスパウダーで仕上げ、頬、瞼、顎、耳たぶにチークをのせる。

STEP6 アイブロウで眉を描き足す

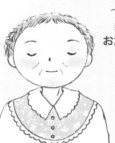

自眉の形をいかしつつおだやかに見えるラインに

眉の印象は、顔全体の表情に影響するのでていねいに。自眉の形をいかしつつ、ゆるやかなラインに仕上げる。パウダータイプのアイブロウで眉をとかすように描くといい。

STEP7 アイライナー＆マスカラを塗る

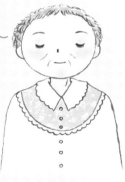

安らかに見せるために自然に塗っていく

アイラインは、目尻に向けてやや上がりぎみに。マスカラはウォータープルーフで、繊維が入っていないものを使い、根もとから薄く塗っていく。

STEP8 口紅を塗る

リップブラシでていねいに塗っていく

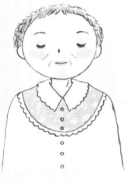

口紅はリップブラシで塗る。伸びが悪いときは、ワセリンを加えるといい。口紅の色は、家族とも相談しながらその人らしい色使いに。最後に髪を整える。

遺族会などを通じて、ビリーブメントケアを実践

緩和ケアは、看取りの後も続きます。大切な人を失った家族の悲しみに寄り添い、これからの日々を送れるよう援助します。抑うつ症状が強いときには、専門家への受診につなげます。

ビリーブメント（死別）を機に、抑うつに陥る家族も多い

死別後は、遺族の心に寄り添うビリーブメントケアが欠かせない。

遺族に見られる抑うつ傾向

凡例: ほとんど毎日 ／ 半分以上 ／ 数日 ／ まったくない

項目	ほとんど毎日	半分以上	数日	まったくない
物事に対してほとんど興味がない、楽しめない	5%	11%	29%	55%
気分が落ち込む、憂鬱になる、絶望的な気持ちになる	4%	9%	35%	51%
寝つきが悪い、途中で目がさめる、逆に眠りすぎる	10%	13%	33%	44%
疲れた感じがする、気力がない	8%	14%	39%	39%
あまり食欲がない、または食べ過ぎる	5%	11%	27%	58%
自分はダメな人間だ、人生の敗北者だと思う	4%	6%	18%	73%
新聞やテレビなど集中することが難しい	3%	7%	19%	72%
会話・動作が遅くなる／そわそわ落ち着かなくなる	1%	4%	13%	81%
死んだ方がましだ／自分を何らかの方法で傷つけようと思う	1%	2%	8%	89%

（単位：%、0〜100）

半数前後の遺族に、抑うつ傾向、睡眠障害などが生じていることがわかる。この状態が長期間続くようなら、心療内科などにつなげる必要がある。

抑うつと複雑性悲嘆の割合

家族の死後、悲嘆にまつわる症状が6か月以上続く「複雑性悲嘆」と、「中等度以上の抑うつ」が重なっているケースも多い。

複雑性悲嘆 5.1%　両者の混合 7.3%　中等度以上の抑うつ 8.9%

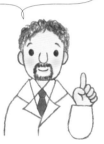

抑うつや複雑性悲嘆に陥る遺族は少なくありません

（『遺族によるホスピス・緩和ケアの質の評価に関する研究3』「遺族によるホスピス・緩和ケアの質の評価に関する研究」運営委員会編、公益財団法人 日本ホスピス・緩和ケア研究振興財団、2016 より引用）

死別後の生活に適応できるよう、残された家族の心をケア

ビリーブメントは死別、グリーフは死別などの喪失にともなう悲嘆反応のこと。大切な人との死別で苦しむ人へのケアを、ビリーブメントケア、またはグリーフケアといいます。

遺族にとって、苦しい闘病の末に大切な人を亡くした喪失感は耐えがたく、ときに立ち直れないほどの打撃となります。このため緩和ケア領域ではとくに、ビリーブメントケアの重要性が高まっています。

多くの緩和ケア病棟では、遺族の手紙の送付や遺族会の開催をしています。聖路加国際病院でも、四十九日が過ぎたころに担当看護師が手紙を送り、年に1度、遺族のための集い「メモリアル聖路加」を催しています。こうした集いに参加することで、「やっと心の区切りがつきました」と話す遺族もいます。

遺族会で顔をあわせてその後のようすにも心を配る

死別後の悲嘆には個人差がありますが、なかには愛する家族を失った悲しみや孤独感から、なかなか立ち直れない人もいます。

とくに、妻を亡くした壮年期の男性などに、病的悲嘆が見られる傾向があります。自暴自棄になって、通院をやめたり、持病の薬を飲まなかったり。アルコールに依存する人もいます。患者に付き添っているころから病的悲嘆が懸念された人は、遺族会で顔をあわせるときなどに、表情をとくに注意して見ます。

患者が亡くなった病棟を訪れることで、心を整理しようとしている人もいます。このようなとき、看護師はできるだけ遺族の心情を理解し、肯定的に話をする必要があります。悲嘆があまりに強い場合には、心療内科を勧めるなど専門家のサポートにつなげましょう。

手紙や遺族会を通じて、家族の〝これから〟を支える

つらい思いを抱えた家族に連絡をとり、ともに悲しみを共有しながら、喪失感を乗り越えるサポートをする。

手紙の送付

死後四十九日をめどに担当看護師が発送

その病棟で亡くなった患者の家族全員に送る。患者や家族との思い出や、感じたことを表現する。「自分の知らない患者のようすを教えてもらえた」と喜ばれることも。

遺族会の開催

遺族とスタッフ全員で、思いを共有する

過去1年間に亡くなった患者の家族のために開催する。医師や看護師のほか、薬剤師やソーシャルワーカーなども参加。遺族どうしやチームのメンバーと交流して感情や体験を共有することで、気持ちの整理につながる。

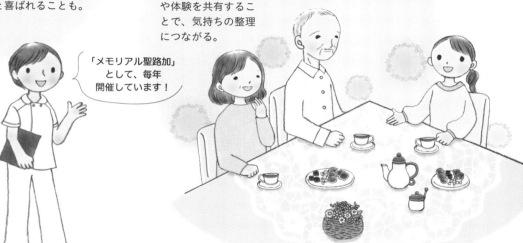

「メモリアル聖路加」として、毎年開催しています！

看取りにかかわった スタッフ自身の心をケアする

思いに寄り添いながら、多くの時間を過ごした患者を失うことは、看護師にとっても大きな喪失体験です。つらい気持ちをそのままにせず、ほかのスタッフと共有することが大切です。

看護師の心にも、悲嘆や喪失感が強く残る

患者を看取ったあと、喪失感に苦しむのは、家族だけではありません。看護師も、深くかかわっていた患者が亡くなったときや、思うようなケアができずに亡くなってしまったとき、短期間で何人もの患者を看取ったときなどには、強い悲嘆と喪失感に苛まれます。

しかし、どんなにつらい思いを抱えていても、別の患者をケアし続けなくてはなりません。このため、カンファレンスでつらい思いを言葉にして共有することが、看護師にとって重要なビリーブメントケアとなります。

自身の心のつらさと向き合い、そこから成長していく

とくに新人の看護師にとって、看取りの経験は強いストレスとなります。何人もの患者を看取るうち、つらさが心に募り、涙が止まらなくなってしまうこともあります。

そんなとき、カンファレンスで先輩に、つらいときの対処法を聞くことができれば、心強い支えとなります。また、「私も新人のころは涙が止まらなかった」という話を聞けば、「自分だけではない」と思えるようになります。自分もつらさを乗り越え、少しずつ成長していけると自信をもつことができるでしょう。

オフィシャルな場で、つらさや心残りを話し合う

聖路加国際病院では、亡くなった患者についてのカンファレンスもおこなっている。

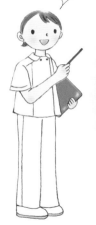

聖路加では両方を実施しています

デスケース カンファレンス

亡くなった患者の思い出とともに気になった点を話し合う

週に1回開催。患者のケアについて、「どうすればよかったのだろう」「あれでよかったのだろうか」などと話し合う。思いを共有することで心のもやもやが晴れ、看護師のビリーブメントケアになることもある。

定期のケース カンファレンス

「どう対処すればよかったか」など、看護師の迷い、悩みを率直に話す

月に1回程度、ケアの問題点、悩みについて話し合う。患者について全員で理解を深め、よりよいケアと対応を考える。思いを共有することで「迷っているのは自分だけじゃない」と気づく機会にもなる。

Part 5

症状も生きかたも、ひとりひとり違う

ケアに悩んだときの Q&A集

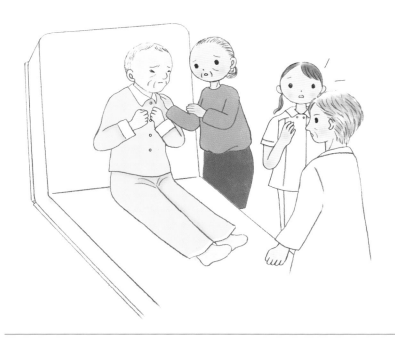

死が迫った患者とのかかわりで心がつらくなったり、

強い怒りを向けられて、どうしていいかわからなくなることも。

緩和ケアでとくに多く見られる悩みについて

その対処法を覚えておきましょう。

「"早く死にたい"とくり返す患者に どう接したらいい？」

回復の見込みがないとわかったとき、耐えがたいつらさに苛まれているとき、「早く死にたい」と口にする患者は少なくありません。そんなときは、まずその思いに耳を傾けます。

A 1 死にたいほどつらい思いに、耳を傾ける

「なぜそれほどつらいのか」を まずは教えてもらう

治癒困難な疾患と診断され、緩和ケアを受けるなかで、多くの患者がスピリチュアルペインに苦しみます。「こんな状態で生きていてもしかたない」という患者は、けっして少なくありません。なかには「早く殺してくれ」とくり返す患者もいます。

このようなときは、それほどつらい思いに耳を傾け、寄り添うほかありません。真摯な姿勢で向き合い、「それほどつらいと思う気持ちを、私に話してくれませんか」と話します。

どの患者の人生も、その人だけの人生。同じ体験、同じ気持ちを共有することができないからこそ、「教えてほしい」という姿勢で接することが重要です。

心に浮かんだ思いや疑問を 相手に投げ返す

強いスピリチュアルペインを抱えた患者に、「何をいっていいかわからない」「よけいなとをいって傷つけたらどうしよう」と感じ、沈黙してしまう看護師もいます。一般病棟の医師にもよく見られる傾向で、訪室の回数が自然と減ってしまう医師や看護師もいます。

しかし、"何をいっていいかわからないから"と黙ったり避けたりするより、思いを率直に聞くほうが、ずっと支えになります。

つらい思いを聞くなかで疑問に思うことがあれば率直に尋ね、教えてもらいましょう。見当違いの発言が多少あっても大丈夫。対話のボールを投げ返せば、相手からも新たなボールが返され、少しずつでも思いを理解できます。

なお、相手が沈黙しているときは、こちらも沈黙して待つのが基本。次の言葉をせかさず、少なくとも10秒程度は待つようにします。

苦悩を乗り越えるのは本人。 "Being"の姿勢でそれを支える

「自分の人生は何だったのか」といった問いや苦しみは、最終的には本人が乗り越えるしかありません。看護師は、「Doing（何かすること）」ばかりに気をとられがちですが、緩和ケアでは、「Being（そばにいること）」も同じくらい重要。解決志向でかかわろうとせず、ただ、ともに過ごす時間をもちましょう。

自分をいつも気にかけ、そばにいてくれる人の存在は、スピリチュアルペインを乗り越える支えとなります。

スピリチュアルペインについては、"話したいときに話す"ことも重要。すぐに話したいようすがなければ、「私でよければ、いつでもお話を聞きますから」といって退室し、"いつでも支えになる"という姿勢を示します。

聞くことしかできなくても、そこから希望を見つけていける

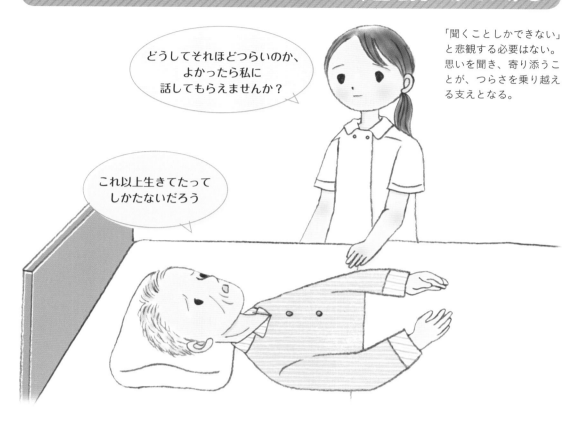

どうしてそれほどつらいのか、よかったら私に話してもらえませんか?

これ以上生きてたってしかたないだろう

「聞くことしかできない」と悲観する必要はない。思いを聞き、寄り添うことが、つらさを乗り越える支えとなる。

Ⓐ2 希死念慮があれば、専門医につなげる

終末期がん患者の10人に1人以上に、希死念慮が認められる

傾聴が大事とはいえ、あらゆる話をただ聞くことが仕事ではありません。医療者の視点で、うつ症状の重さ、自殺念慮の有無もアセスメントしてください。自殺の可能性があるときは、「ひょっとして、自殺を考えていらっしゃいますか?」と、言葉にして確認します。

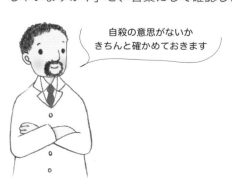

自殺の意思がないかきちんと確かめておきます

生きる希望はどこかにある。そこに焦点をあてて話を聞く

自殺念慮があるときには、「それほどおつらいんですね。でも、どうかそんなことはしないでください」と心からの思いを伝えます。そのうえで、自殺を願うほどのつらさに耳を傾けます。自殺を考えている人は、あらゆる物事に希望を見出だせず、自分の人生は無価値だという思考に陥っているものです。

しかしどんな人生であれ、わずかな希望が必ずあります。それがここまでの人生の原動力、支えになっていたはず。「あなたを大切に思っている人がいる」「仕事を通じて社会に貢献してきた」など、わずかな希望に焦点をあて、生きる価値を再び見出す手助けをします。

171

「家族関係が希薄な患者。 見ていてとてもつらいです……」

「人生の最期は、大切な家族にそばにいてほしい」と願う人は多いもの。しかし、家族の いない患者が、孤独でつらいとはかぎりません。先入観をもたずにかかわることが大切です。

A ① 自分の価値観で、患者の人生をジャッジしない

社会一般の価値観も、 自分の価値観も、まず脇に置く

多くの家族に囲まれて過ごす患者がいる一 方、家族関係が希薄で、見舞いや付き添いが あまりない患者もいます。看取りのタイミン グで、家族が来ないケースもあります。たっ たひとりで過ごす姿に、「かわいそう」「孤独 でつらいのでは」と思うこともあるでしょう。

しかし、人の価値観はさまざまです。「愛す る家族に囲まれて過ごすことが幸せ」という のは、社会の価値観であり、あなた自身の価 値観。「普通はこうだ」という考えはいった ん脇に置き、その人のありのままの思いを知 るように努めます。

愛情のある家族関係だけが 人生のすべてではない

見舞いや付き添いがない理由は、じつにさ まざま。「家族をもたず、事業にすべてをかけ てきた」という人もいます。このような人も、 従業員など、多くの人に支えられてきたはず。 孤独な人生と決めつけることはできません。

その人にとって、事業がどれほど大切なも のだったか、どんな苦労を乗り越えてきたの か、ていねいに耳を傾けましょう。その人生 に心からの称賛を送ることは、「わかってもら えた」という安堵や信頼感にもつながります。

また、愛する家族がいても、「日中は来なく ていい。普段どおり仕事に行ってほしい」と 自ら希望している患者もいます。残された家 族の、今後の人生を思っての言葉です。こう した多くの事情があることを理解し、固定概 念をとりはらってかかわることが大切です。

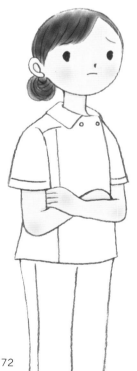

自分の感情、思考を 見つめることも大事

看取りのときに 誰も来ないなんて……！

ここをチェック！

自身の価値観、人生観で 判断していない？

家族ごとに抱える 多くの事情を 見過ごしていない？

その人なりの 生きかた、尊厳を 理解しようとしている？

「孤独でかわいそう」と感じた ときは、なぜそう思うのかを 自分自身に問いかける。

Ⓐ2 和解する気持ちになれるような、心理的援助を

家族とのわだかまりで苦しむ人も少なくない

家族はいるものの、関係が悪く、見舞いや付き添いがないケースもあります。

このような場合、多くはスピリチュアルな苦悩を抱えています。「本当は家族にいてほしい」「できるものなら関係を修復したい」と願う患者も少なくありません。家族を傷つける言動を過去にくり返していて、「自業自得だからしかたない」という自責の念、あきらめの気持ちで過ごす人もいます。

まずはその人の話に耳を傾け、その人生を知ることから関係を始めます。そして家族への思いを傾聴し、つらさに寄り添いましょう。

仲介はしなくていい。それぞれの思いに耳を傾ける

家族への思いには、「そうなるといいですね」「ご家族が来てくれるように、私も願っています」と、希望をもてる返答をします。思いを話すうちに心がほぐれ、「最期に謝罪したい」「会いたいと連絡しよう」と、気持ちが固まっていくこともあります。

「死が近いし、何とかしてあげたい」と感じることもありますが、必ずしもこちらから介入する必要はありません。関係修復が間に合わなかったとしても、それもその人の人生です。スピリチュアルな苦悩を緩和し、おだやかに過ごせることが目的と考えましょう。

孤独な旅立ちにさせないよう、最期はそばにいる

家族のいない患者には、「つらい最期には絶対にしません。私たちがそばで支えます」と保証する。最期は主治医や看護師で寄り添い、言葉をかけながら看取る。

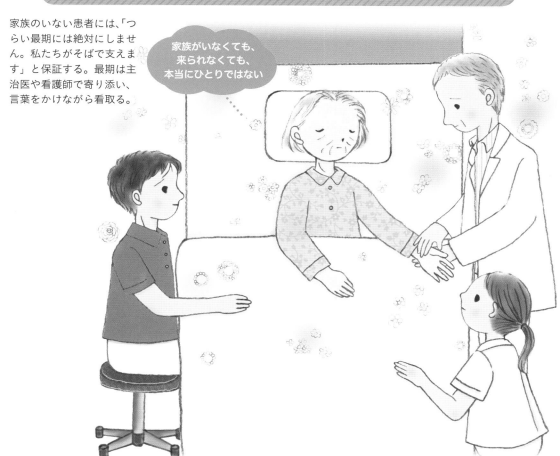

家族がいなくても、来られなくても、本当にひとりではない

173

「本人と家族とで、治療の希望が違うときはどうする？」

本人と家族とで意向が異なる場合は、本人の意向に沿うのが原則。けれども、「1日でも長く生きていてほしい」といった家族の切実な思いも理解し、尊重しなくてはなりません。

原則としては、本人の希望をいちばんに尊重

早い段階でACPをおこない、それをもとに進めるのが原則

患者の希望と家族の希望が異なることは、めずらしくありません。家族間で意向が一致せず、収拾がつかないこともよくあります。

このような事態を防ぐ意味でも、早期にACPを進めておくことが大事。家族とも話し合いながら、時間をかけて意思決定をしてもらいます。看護師もこのタイミングからしっかり介入し、治療する場合のメリット、デメリットをわかりやすく伝えます。

病状が進行し、何らかの選択を迫られる段階になったときは、このACPをもとに進めるのが原則です。

おたがいに納得できる方法を提案する

原則どおりにはいかないことも。家族のつらさにも思いを寄せて

"いまはそんなことを考えたくない"という理由でACPを先延ばしし、意向が固まらないまま終末期に入ってしまうこともあります。また、ACPをおこなっていても、「胃瘻（いろう）も輸液も、できることはすべてやってほしい」と、家族が変更を申し出るケースもあります。

本人の意向を尊重するのが原則とはいえ、長い人生を、後悔を抱えて生きていくのは家族です。家族の意向も無視できません。

「どうしてそう思われるのか教えていただけますか？」と、家族の思いをていねいに聞いていきましょう。延命効果がない処置であっても、まずは異論をはさまずに耳を傾けます。

「夜間だけ点滴」など、最大の妥協点を探っていく

家族の希望が医学的に意味をもたず、患者の不利益になる場合はとくに、その説明をきちんとしなくてはなりません。家族のつらさに共感を示しながらも、事実を伝えます。

それでも家族の希望が翻らない場合は、何か妥協点を見出せないかを考え、提案します。点滴での薬物治療や輸液、ドレナージなどを望む場合は、夜だけおこなうなどの方法です。睡眠後に処置をおこない、目覚める前に終えるのであれば、患者も苦痛を感じずにすみます。"風を送って呼吸を楽にする"など、治療以外のケアで、家族の希望をかなえられる場合もあります。

家族が抱える困難やつらさを、まず理解する

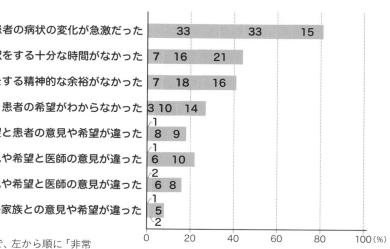

悩む家族の事情、思いにも十分に耳を傾けましょう

患者の病状の変化が急激だった	33	33	15
決断や選択をする十分な時間がなかった	7	16	21
決断や選択をする精神的な余裕がなかった	7	18	16
患者の希望がわからなかった	3	10	14
自分の意見や希望と患者の意見や希望が違った	1	8	9
患者の意見や希望と医師の意見が違った	2	6	10
自分の意見や希望と医師の意見が違った	1	6	8
ほかの家族との意見や希望が違った	1	5	2

終末期がん患者の遺族に対する調査で、左から順に「非常にそう思う」「そう思う」「どちらかといえばそう思う」の回答。家族の意思決定に関する困難が浮き彫りになっている。

（『遺族によるホスピス・緩和ケアの質の評価に関する研究3』「遺族によるホスピス・緩和ケアの質の評価に関する研究」運営委員会編、2016、公益財団法人 日本ホスピス・緩和ケア研究振興財団より作成）

「なぜそう思うのか」を、双方からていねいに聞く

患者と家族それぞれの希望と、その背景にある思いを理解する。

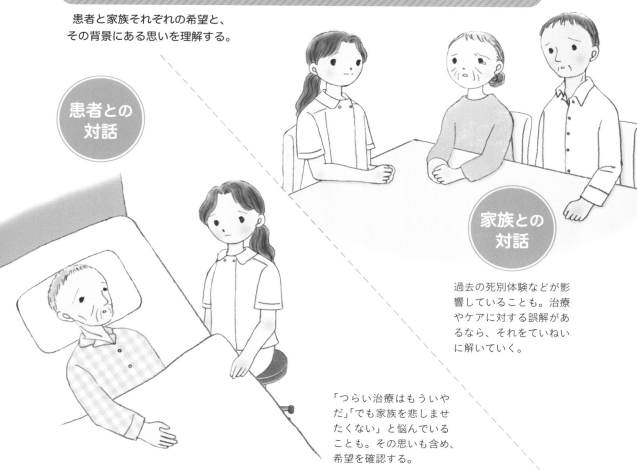

患者との対話

家族との対話

過去の死別体験などが影響していることも。治療やケアに対する誤解があるなら、それをていねいに解いていく。

「つらい治療はもういやだ」「でも家族を悲しませたくない」と悩んでいることも。その思いも含め、希望を確認する。

「痛みをがまんする患者に薬を使ってもらうには……？」

「麻薬はこわい」「依存症になる」といった理由で、オピオイドを使わず、痛みをがまんする患者もいます。頭ごなしに否定せず、そう思う理由を聞いたうえで対処していきます。

A **1** 鎮痛薬を使いたくない理由を探る

"説得" ではなく "傾聴" から入ることが肝心

オピオイドへの誤解や先入観が、服薬の妨げとなることはよくあります。しかし、「それは誤解です」とくり返すばかりでは、患者は理解できません。それどころか、「私の考えを否定された」「医学的知識がないからとばかにされた」と思わせてしまうこともあります。

説得から入らず、"なぜそう思うのか" の傾聴から、話を始めましょう。

過去のつらい記憶が妨げになっていることもある

「身内ががんで、オピオイド使用後すぐに亡くなった」など、過去のエピソードが原因となっていることもあります。その経験をていねいに聞き、まずは、そのときのつらさに共感を示してください。そのうえで、「オピオイドが死期を早めることはなく、時期的に重なってしまったのかもしれない」と、事実をわかりやすく伝えましょう。

オピオイドに対する先入観を確認し、対処する

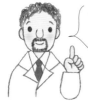

どんな理由であれ、ていねいに耳を傾けましょう

オピオイドへの抵抗感には、下記のような理由が背景にあることが多い。

理由**1** 「依存症になる＆おかしくなる」

▶「痛みへの適切な使用では、依存にはなりません」

米国での麻薬依存の報道などが影響していることも。痛みに使うぶんには依存は起きず、精神的異常もきたさないという事実をていねいに説明する。

理由**2** 「モルヒネは末期に使う薬だから」

▶「かつては末期に使われていましたが、いまは "早期から" が基本です」

かつては末期に使われていたため、過去の経験からそう信じている患者も。早期から使うことの効果を、必要ならPIIのグラフも提示して説明する。

理由**3** 「モルヒネを使うと死期が早まる」

▶「末期に使われていたためにそう感じられたのかもしれません」

過去の経験に共感を示しつつ、モルヒネで死期が早まることはないと伝える。「むしろ予後が延びる」というデータも必要に応じて見てもらう。

使ってみた感触を聞いて、使用継続につなげる

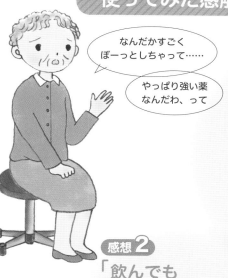

なんだかすごく
ぼーっとしちゃって……

やっぱり強い薬
なんだわ、って

使用前のイメージだけでなく、
使ってみた感触を聞き、フォ
ローしていくことも大切。

感想 1
「眠気や吐き気などが
いやだった」

▶ 医師に相談し、
副作用対策を徹底

副作用が出るとQOLが低下し、
「やっぱり使いたくない」という
思いにつながりかねない。「不快
でしたよね」「おつらかったです
よね」と理解を示しつつ、薬で
対処できることを伝え、医師に
すぐ対応してもらう。

感想 2
「飲んでも
痛みが消えなかった」

▶ 基本処方の増量や、
変薬などを検討

初回の処方では十分なコントロールが
できないこともある。〝どんなときに
痛みが強かったか〟などをくわしく確
認し、基本処方の増量、変薬、レス
キュー薬の見直しなどにつなげる。

感想 3
「レスキュー薬を使う
タイミングが
わからなかった」

▶ 突出痛があった状況をよく聞き、
タイミングを指導

レスキュー薬の服用を、ぎりぎりまで
がまんする患者もいる。とくにつら
かった状況を聞いたうえで、〝少しで
も痛んだらすぐ飲む〟〝痛む作業の前
に飲んでおく〟などの指導をする。

A2 鎮痛よりも、〝その人らしい生きかた〟を尊重

薬を使うことで、
心の苦痛を感じる人もいる

オピオイドへの抵抗感でなく、薬全般への
抵抗感で、鎮痛薬を使わない人もいます。

そのような場合、「西洋薬は体に悪い」「自
然免疫力が低下する」などの何らかの考えを
もっています。「よけいなものを体に入れず、
自然に生きたい」という強い信念があること
も。ほとんどは誤った情報にもとづくもので
すが、安易な否定は、その人の生きかたの否
定にもつながります。

痛みのコントロールは重要ですが、無理に
鎮痛薬を飲ませて、心の苦痛を感じさせては
意味がありません。まずはその考えを傾聴す
ることに徹してください。

鎮痛薬以外の対処も提案し、
少しでも楽に過ごせるようにする

薬をいやがる理由を十分に聞いた後は、相
手を傷つけないよう注意しながら、医学的事
実をわかりやすく伝えます。「自然に生きた
い」という人には、「痛みを感じずに好きな活
動をできるほうが、あなたらしい人生が送れ
る」と話すのもいいでしょう。

それでも拒否する場合は、無理強いしない
こと。「NSAIDsだったら飲んでもいい」とい
うのなら、まずはそこから始めます。痛みの
緩和につながる代替・補完療法を提案してみ
るのも、ひとつの策です。時間とともに痛み
が強まったり、また医師や看護師との関係が
深まるなかで、考えが変わることもあります。

「看護師に怒りを ぶつけてくる人にはどうすれば？」

治癒困難な疾患にかかることは、理不尽で受け入れがたい体験。そのために、怒りの感情が強まることもあります。怒りを表出されたときには、まず背景にある感情に目を向けましょう。

怒りの原因を明確にする

「なぜ自分がこんな目に」という 怒りは、誰にでも生じうる

緩和ケアを受ける患者の怒りは、たいてい二次感情です。つまり背景には、強い不安、恐怖、孤独、無力感などがあります。強い不安に駆られた家族が、看護師に対して怒りを向けてくるケースもあります。

また、痛みなどの不快な身体症状などが引き金になることも。認知症の BPSD である易怒性の亢進、せん妄なども原因のひとつです。

不安や孤独感、恐れがあるなら その思いに耳を傾ける

まずは怒りの背景に何があるのか、見極めることが肝心です。怒りが落ち着いたタイミングで訪室し、「困っていること、気がかりなことはありませんか？」と尋ねると、思いを引き出せることもあります。

ときには、医療者への不信感が原因のことも。その場合は、同意はせずに、「それは不安でしたよね」と共感を示すようにします。

特定の対象への怒りか、それ以外かをまず見極める

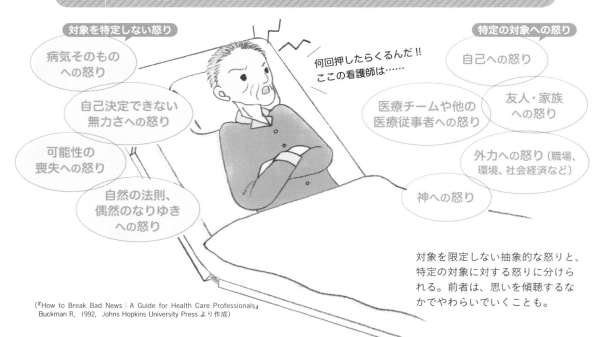

対象を特定しない怒り
- 病気そのものへの怒り
- 自己決定できない無力さへの怒り
- 可能性の喪失への怒り
- 自然の法則、偶然のなりゆきへの怒り

何回押したらくるんだ‼ ここの看護師は……

特定の対象への怒り
- 自己への怒り
- 友人・家族への怒り
- 医療チームや他の医療従事者への怒り
- 外力への怒り（職場、環境、社会経済など）
- 神への怒り

対象を限定しない抽象的な怒りと、特定の対象に対する怒りに分けられる。前者は、思いを傾聴するなかでやわらいでいくことも。

（『How to Break Bad News：A Guide for Health Care Professionals』 Buckman R, 1992, Johns Hopkins University Press より作成）

A2 理不尽かつ一方的な怒りであれば、退室を

自分たちを傷つける感情まで すべて吸収しなくていい

怒りの背景にある心のつらさを理解したり、不快な身体症状を改善することはとても重要。

しかし、つらいからといって、何をいっても許されるわけではありません。〝医師よりもいいやすい〟という理由でぶつけられる看護師への暴言・暴力も、当然、許容できません。

患者や家族からの一方的な暴言が続くなら、「これ以上ここにいることはむずかしいので、退室させていただきます」ときっぱり伝え、席を外しましょう。自分を守ること、他のスタッフを守ることを最優先に考えます。

問題を全員で共有し、 必要なら医師や師長から話す

暴言を受けたときには、すぐに上司や主治医に相談し、対策を考えてもらいましょう。

最近では、患者による医療スタッフへの暴言・暴力が「ペイシェントハラスメント」として注目され、多くの医療機関が厳重な対応をとっています。許容範囲を超える暴言、あるいは暴力的行為が認められるときは、主治医や師長などの責任者が対処します。「このようなことは許容できない」「このままでは当院では診られない」と厳重に注意するなど、院内ルールに則った措置を講じてもらいます。

A3 スタッフ間で、受け持ちの調整をする

特定のスタッフへの怒りなら、 スタッフのために担当交代を

特定の看護師に、強い怒りが向けられることもあります。「態度が悪いから担当を変えろ」「手際がよくないから、別の人間を出してくれ」などといわれるケースもあるでしょう。

このようなときは、すぐに受け持ちを変えるのが基本です。患者の要求を満たすためでなく、大切なスタッフを守るためです。

患者への負の感情も オフィシャルな場で分かち合う

患者から否定的な発言をされれば、誰しも傷つきます。その結果、相手への負の感情が強まることもあれば、業務を続ける自信をなくしてしまうこともあります。

このようなつらさを体験したときは、カンファレンスなどのオフィシャルな場で、その思いを率直に話してください。つらい思いを皆で分かち合うことが、最善の解決策です。

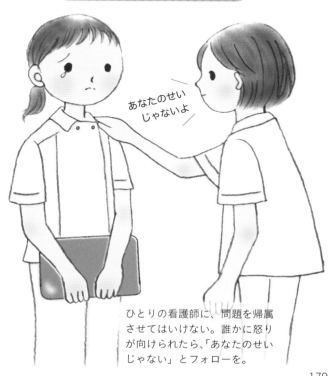

特定のスタッフに
原因を求めない

あなたのせい
じゃないよ

ひとりの看護師に、問題を帰属させてはいけない。誰かに怒りが向けられたら、「あなたのせいじゃない」とフォローを。

「一般病棟のため、緩和ケアに時間を使えません」

「一般病棟では十分な緩和ケアができない」という声は、とてもよく聞かれます。けれど、時間に余裕がないのは、どこも同じ。いまいる場所でできることを考えてみましょう。

A1 いまの環境における "最善のケア" を考える

本人が望む最期を理解しサポートすることはできる

看護師の強みは、生活を支えるケアを提供できること。そのなかで思いを聞いたり、気がかりな点に気づくことは、一般病棟でもできます。清拭のときなどに、「お話ししながらさせていただいてもいいですか？」と声をかけ、他愛ない会話から思いを聞いていきます。

気がかりや悩みごとがあるとわかったら、あらためて時間をとってもいいでしょう。"一般病棟だから無理" と決めつけず、ケアの時間を有効活用することがポイントです。

家族とのかかわりも重要。気がかりがあれば率直に聞く

見舞いや付き添いの家族とも、積極的に言葉を交わしましょう。患者のケアをしながら、近況を尋ねるだけでもかまいません。そのときに表情がさえなかったり、困りごとを抱えているようなら、廊下や談話室でさりげなく声をかけます。

「顔色がすぐれないようですが、疲れがたまっていませんか？」などと、気になった点を率直に尋ね、いまの状況や思いを教えてもらうようにします。

一般病棟でできる緩和ケアは、意外と多い

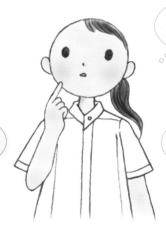

身体症状の緩和

痛みや呼吸困難の強さを、こまやかにアセスメントする

患者の声の代弁者として医師につらさを伝える

ACPの作成を提案し、望まない蘇生処置などを避ける

スピリチュアルペインの緩和

1日10分だけでも時間をとり、その人のために話を聞く

家族関係や、家族の思いを少しでも把握しておく

部屋を出るときに、"ほかにお手伝いできることはありますか？" と聞く

"緩和ケア病棟ならもっとちゃんとかかわれるのに" と考えず、いまいる場所でできることに目を向ける。

A2 ほかのスタッフを巻き込み、できることから実践

年齢の近い看護師でもいい。まず、話せる人に話してみる

「つらい症状を緩和し、もっとおだやかに過ごせるようにしたい」と考えているなら、周囲を巻き込み、よりよい治療やケアを提供できるようにします。

まずは気になっている症状、問題をほかの看護師に話してみます。「私も気になっていた！」という意見が返ってくることも多く、皆で問題意識を共有することが大切です。

マネージャーなど、上の人たちも巻き込んでいく

同僚どうしで問題を共有できたら、さらに上級職の看護師にも相談してみましょう。「経験の浅い若いスタッフだから」と、意見を一蹴していい時代ではありません。管理職につく看護師の多くは、皆の意見に耳を傾けることの重要性を理解しています。たとえ相手にしてくれない人がいても、あきらめず、ほかの管理職や医師に相談するようにします。

A3 カンファレンスなど、公の場で提案してみる

新人看護師の意見がいい刺激になることも多い

一般病棟であっても、カンファレンスの場はあるはず。そのときに、「この患者さんの身体症状、スピリチュアルペインが気になっています」などと発言し、よりよい緩和ケアを提案することもできます。

患者の苦痛をもっともそばで見ているのは担当看護師です。「私が発言していいのかな」などと、臆することはありません。医師やその他の職種にとっても、担当看護師からの情報はとても有用。新たな刺激になることもあります。全員を巻き込み、よりよい緩和ケアを提供できる流れをつくっていきましょう。

ひとりではできないケアも、協力し合えば可能になる

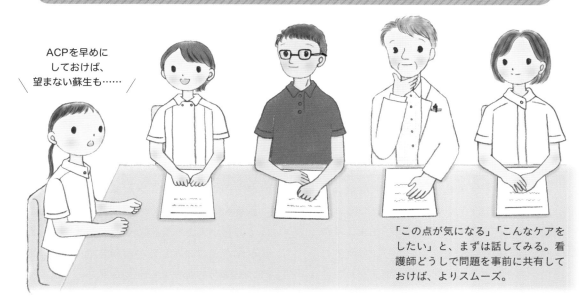

ACPを早めにしておけば、望まない蘇生も……

「この点が気になる」「こんなケアをしたい」と、まずは話してみる。看護師どうしで問題を事前に共有しておけば、よりスムーズ。

「担当医が緩和ケアに消極的で、理解を得られません」

苦痛をとり除くには、薬物治療が重要。しかし、医師が緩和ケアに消極的な場合もあるでしょう。そんなときは、できるケアをおこなったうえで、医師を動かす方法を考えます。

Ⓐ**1** 問題をひとりで抱えず、看護師どうしで話し合う

「あの患者さんの件、どう思う？」と周囲と課題を共有する

緩和ケアの視点を十分にもたない医師は、いまも少なくありません。オピオイドなどの処方を最終的に決めるのは医師ですから、これは見過ごせない問題です。

医師が消極的なら、まずは周囲の看護師を巻き込みましょう。「呼吸困難が強いから、もっと積極的な対処が必要と思う」など、懸念事項を話してみます。同じ問題意識をもつ看護師がいるかもしれませんし、そのような視点で、注意して見てもらう契機にもなります。

組織のなかで、人的資源をフル稼働させる

医療機関は大小さまざま。緩和ケアチームがなかったり、あってもマンパワーが足りていない組織もあります。大切なのは、それでもあきらめず、患者の苦痛緩和のために尽力すること。かぎられた人的資源のなかで、できることをひとつひとつ考えていきます。

たとえば呼吸困難が強いなら、「室温を調節する」「風を送る」など、日常のケアを徹底します。そのうえで、他病棟の看護師や、他職種と意見を交換するのもいいでしょう。

Ⓐ**2** "教えてほしい" という姿勢で、医師に相談

緩和についての見解が医師によって異なることも

看護師間や多職種間で問題を共有したうえで、それでも医師の力が必要なこともももちろんあります。医師を動かすにはまず、"なぜ緩和ケアに消極的なのか"の理由を探ります。「モルヒネは終末期に使うもの」と理解していたり、「苦痛はおおむねとり除けているから問題ない」と考えている医師もいます。その医師なりの視点で患者を思いやり、積極的な緩和ケアをしていないケースも考えられます。

非難せず、相談する形で話をもちかけてみる

ただし、「緩和ケアへの意識をもっともってほしい」と訴えたり、「どうしてもっと早く、オピオイドを出してくれないんですか」と非難しても、事態の改善は望めません。相手の尊厳を傷つけないような配慮は必要です。

医師を動かしたいときは、「この本にこんなふうに書いてあったのですが、教えてもらえませんか？」などと教わる姿勢で相談したほうが、関心をもってもらえます。

もっともつらい状況を、医師に見せることも大事

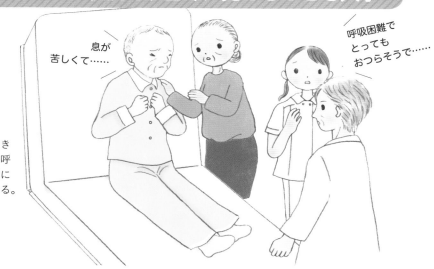

息が
苦しくて……

呼吸困難で
とっても
おつらそうで……

もっとも症状が強いときに、さりげなく医師を呼び、つらい状況を医師に理解してもらう手もある。

Ⓐ3 患者や家族から、希望を申し出てもらう

患者・家族の直接の要望なら受け入れやすい医師もいる

医師の前では〝いい子〟にふるまい、看護師の前ではつらさを訴える──これは多くの患者に見られる傾向です。これをほうっておくと、医師は症状がコントロールできていると思い込み、つらさに気づけません。

「先生に話して、もっと苦痛をとれるようにしてもらいましょう」と、患者の後押しをすることも、看護師の重要な役割です。

そばにいて、患者と家族の意思伝達をサポートする

患者が医師に症状を訴えるときには、なるべく同席を。患者も家族も、いつもの習慣で「少し痛むことがあるけど大丈夫」などと、事態を軽く見せることがあるためです。

そんなときは、「昨日の夜中はとても苦しそうでしたが、先生にお話ししなくていいですか?」などと、さりげなくフォロー。患者と家族、医師間の意思伝達をサポートします。

Ⓐ4 緩和ケアチームの看護師に相談する

いまの患者に必要なケアと介入について、意見をもらう

院内に緩和ケアチームがあれば、専門の看護師に相談する方法もあります。聖路加国際病院では、医師を介さないコンサルテーションも可能。一般病棟の看護師から、緩和ケア病棟の看護師への相談も、しばしばあります。「このような患者にこんなケアをしたが、それでよかったか」「もっとできることはないか」

など、日々のケアで悩んでいる点を率直に相談してみましょう。日常的にできる緩和ケアを提案してもらったり、必要なら緩和チームの介入につなげることもできます。

十分なケアができずに亡くなった患者について、後悔を抱えているときに、相談してみるのもいいでしょう。その事例を次の患者のケアに役立て、さらなる後悔を防ぐにはどうしたらいいか、ともに考えることができます。

「死にゆく患者とのかかわりで心がつらくなっています」

緩和ケアをおこなううえで、死はいつもそこにあるもの。大切な患者の死が続き、喪失感、後悔などに苛まれることもあります。患者だけでなく、自身の心のケアにも目を向けましょう。

A1 オフィシャルな場で思いを話し、共有する

看取りが続いてつらくなることは、誰にでもある

緩和ケア病棟で働き始めて半年も経つと、多くの看護師がこの問題に突き当たります。「家に帰ると、なぜか涙が止まらなくなる」と訴える新人看護師もいます。誰もが通ってきた道であることは、間違いありません。

患者の死に何度も直面し、心がつらくなったときは、まずひとりで抱えないこと。カンファレンスなどの公の場で、いま感じているつらさをそのまま話しましょう。多くの先輩や同僚が、気持ちを共有してくれるはずです。

今日できることに最善を尽くす。そのための技術向上も大切

「もっとできることがあったはず」という思いは、必ず次にいきます。緩和ケアの患者の多くは、明日にはいないかもしれない人たちです。「今日できることをやるしかない」と考え、1日1日のケアで最善を尽くしましょう。

そのために必要なのは、看護師としての確かな技術。やさしさや思いやりだけで、最善のケアはできません。根拠のあるアセスメントとケアができるよう、基礎的な看護技術向上に努めることも、また重要です。

A2 プライベートな場で、スタッフ間のコミュニケーションを

同期との食事やお酒で気分を変える日も必要

よりよい看護の提供は、看護師の「健全さ」あってこそ。プライベートな場で愚痴をいい合い、ストレスを発散することも必要です。

日ごろから、同期や同僚と食事をしたり、飲みに行く機会をつくりましょう。「もうとても無理。もちこたえられない」となる前に、ストレスを発散しておくことが肝心です。

患者の言動で傷ついたときなども、早めに誰かに話し、気持ちを晴らすようにします。

プリセプターとも、日ごろからよくコミュニケーションをとる

過去の研修・教育制度に比べ、現在の制度ははるかに充実しています。多くの新人看護師が、プリセプターとよばれる先輩看護師にマンツーマンで指導を受けています。

このような先輩看護師との関係を最大限にいかしてください。技術的な悩みだけでなく、つらい思いについてもそのつど話し、"先輩はどうやって乗り越えてきたか" "つらいときどうしているか" を教えてもらいましょう。

Ⓐ ❸ 自分自身の感情、思考に気づく習慣をつける

誰のためにここにいるの？ 本当に必要なケアは何？

　心を込めて患者に接する看護師だからこそ、バーンアウトの危険はつねにあります。それを防ぐのが「GRACEプログラム」。米国の緩和ケア領域で生まれたメンタルヘルスプログラムです。特定の思考や感情で心がつらくなるのを防ぐ「マインドフルネス」技法にもとづくもので、自分自身に思いやりをもつ「セルフ・コンパッション」も促進されます。

　〝自分はなぜ看護師になったのか〞の原点を確認し、ひとりひとりの患者に本当に必要なケアは何か、見つめ直す機会にもなります。

自身の死生観を見つめ、ケアとの関連をふり返る

　〝なぜこれほどつらいのか〞を考えることも、看護師としての成長につながります。自身の死生観を見つめ、それがケアとどう関連しているかをふり返ってみましょう。「人は誰しも死ぬ。でも死ぬ瞬間までは生きている」といった、新たな視点につながるかもしれません。

　緩和ケアの限界を知ることも大切です。看護師がかかわれるのは、長い人生の、最期のわずかな時間だけ。「そのなかでできることをやるしかない」と知ることは、あきらめではなく、よりよいケアのための第一歩です。

「GRACEプログラム」で、バーンアウトを防ぐ

日本でも、医療関係者を対象に、GRACEプログラムの研修会などが開催されている。

Ⓖather attention
注意を集中させる

瞑想と同じく、いまこの瞬間の呼吸と体に注意を向けて、心を整える。あわただしくケアを続ける毎日のなかで、この時間は重要。

Ⓡecall intention
意図を思い起こす

自分はなぜ看護職を選び、いまの職場で働いているのか、その意図を思い起こす。目の前の困難を、学びや成長につなげる契機になる。

Ⓐttune to self, then other
自身に波長をあわせ、次に他者に波長をあわせる

体の状態、感情、思考をひとつひとつ点検。自分自身のチューニングができていてはじめて、患者をありのままに見ることができる。

Ⓒonsidering
本当に役に立つことは何か考慮する

心身の調整ができた状態で、その患者にとって本当に必要なケアは何か考える。状況を広く見渡し、先入観抜きに考えることが大事。

Ⓔngaging, Enacting, Ending
かかわり、行動、終結のプロセスへ

前のステップで考えたケアを実践し、ふり返り次に備える。最善を尽くしたのなら、完璧でない自分を認め、受け入れることも大切。

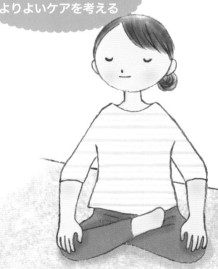

Before
日々のあわただしいケア、思考に追い立てられた状態

After
頭に浮かぶ感情や思考を見つめ、よりよいケアを考える

参考文献

「維持血液透析の開始と継続に関する意思決定プロセスについての提言」日本透析医学会血液透析療法ガイドライン作成ワーキンググループ
透析非導入と継続中止を検討するサブグループ，日本透析医学会雑誌 vol.47（5）：269-285，2014

「維持透析患者の緩和ケア」村瀬正光，緩和医療学 vol.11（2）：121-127，2009

『遺族によるホスピス・緩和ケアの質の評価に関する研究 2』「遺族によるホスピス・緩和ケアの質の評価に関する研究」運営委員会編，
2013（公益財団法人 日本ホスピス・緩和ケア研究振興財団）

『遺族によるホスピス・緩和ケアの質の評価に関する研究 3』「遺族によるホスピス・緩和ケアの質の評価に関する研究」運営委員会編，
2016（公益財団法人 日本ホスピス・緩和ケア研究振興財団）

『エキスパートナース・ガイド　がん性疼痛ケア完全ガイド』林 章敏・中村めぐみ・高橋美賀子編，2010（照林社）

『エビデンスからわかる 患者と家族に届く緩和ケア』森田達也・白土明美，2016（医学書院）

『エビデンスに基づく CKD 診療ガイドライン 2018』一般社団法人 日本腎臓学会編著，2018（東京医学社）

「悪心・嘔吐の治療」今井堅吾，薬事 vol.59（3）：515-522，2017

『改訂版　ケアとしての死化粧　エンゼルメイクから見えてくる最期のケア』小林光恵・エンゼルメイク研究会編著，2007（日本看護協会出版会）

「かゆみ」平和伸仁，透析ケア vol.14（9）：39-41，2008

『がん悪液質ハンドブック―「がん悪液質：機序と治療の進歩」を臨床に役立てるために』一般社団法人 日本がんサポーティブケア学会・内藤立
暁・高山浩一・田村和夫監修，2019（一般社団法人 日本がんサポーティブケア学会）

『がん医療における心のケアガイドラインシリーズ 1　がん患者におけるせん妄ガイドライン 2019 年版』一般社団法人 日本サイコオンコロジー
学会・一般社団法人 日本がんサポーティブケア学会編，2019（金原出版）

『がん化学療法・バイオセラピー看護実践ガイドライン』Martha Polovich，Julie M.White，Linda O.Kelleher 原著編集，佐藤禮子監訳，
日本がん看護学会翻訳ワーキンググループ訳，2009（医学書院）

『がん看護セレクション　がん疼痛マネジメント』林 章敏編，2012（学研メディカル秀潤社）

『がん患者におけるせん妄ガイドライン 2019 年版』一般社団法人 日本サイコオンコロジー学会・一般社団法人 日本がんサポーティブケア学会編，2019（金原出版）

「がん患者の感染症①　固形がんで多発転移がある患者の発熱へのアプローチ」岸田直樹，薬事 vol.56（2）：243-254，2014

『がん患者の呼吸器症状の緩和に関するガイドライン 2016 年版』特定非営利活動法人 日本緩和医療学会 緩和医療ガイドライン委員会編，2016（金原出版）

『がん患者の消化器症状の緩和に関するガイドライン 2017 年版』特定非営利活動法人 日本緩和医療学会 ガイドライン統括委員会編，2017（金原出版）

『がん患者の治療抵抗性の苦痛と鎮静に関する基本的な考え方の手引き 2018 年版　苦痛緩和のための鎮静に関するガイドライン 2010 年版：
改訂・改題』特定非営利活動法人 日本緩和医療学会 ガイドライン統括委員会編，2018（金原出版）

『がん患者の泌尿器症状の緩和に関するガイドライン 2016 年版』特定非営利活動法人 日本緩和医療学会 緩和医療ガイドライン委員会編，2016（金原出版）

「がん関連疲労に対する薬物療法」吉澤一巳ほか，日本緩和医療薬学雑誌 vol.7：1-6，2014

「肝硬変，肝不全への対処」佐原 圭ほか，診断と治療 vol.102（11）：1667-1674，2014

『肝硬変診療ガイドライン 2015（改訂第 2 版）』一般財団法人日本消化器病学会編，2015（南江堂）

「肝硬変の終末期」官澤洋平，G ノート vol.5（6）：920-926，2018

『感情労働としての看護』パム・スミス著，武井麻子・前田泰樹監訳，2000（ゆみる出版）

『がん疼痛の薬物療法に関するガイドライン 2014 年版』特定非営利活動法人 日本緩和医療学会 緩和医療ガイドライン委員会編，2014（金原出版）

『がんのリハビリテーションマニュアル　周術期から緩和ケアまで』辻 哲也編，2011（医学書院）

「肝不全」望月響子ほか，消化器外科 NURSING vol.15（6）：593-597，2010

「緩和医療医の立場から」橋口さおり，緩和医療学 vol.9（1）：3-7，2007

「緩和ケア」齋藤 凡，透析ケア vol.20（11）：29-32，2014

『緩和ケア vol.26 No.1』森田達也・木澤義之・田村恵子責任編集，2016（青海社）

『緩和ケア vol.27 No.2』森田達也・木澤義之・田村恵子責任編集，2017（青海社）

『緩和ケア vol.29 No.6』森田達也・木澤義之・田村恵子責任編集，2019（青海社）

『緩和ケア病棟運営の手引き 2014 年版』特定非営利活動法人 日本ホスピス緩和ケア協会，2014（特定非営利活動法人 日本ホスピス緩和ケア協会）

『緩和ケアマニュアル　ターミナルケアマニュアル改訂第 4 版』淀川キリスト教病院ホスピス編，柏木哲夫監修，柏木哲夫・恒藤 暁・池永昌之・
大山直子・新田美鈴著，2001（最新医学社）

『緩和ケアレジデントマニュアル』森田達也・木澤義之監修，西 智弘・松本禎久・森 雅紀・山口 崇編，2016（医学書院）

『筋萎縮性側索硬化症診療ガイドライン 2013』日本神経学会監修，2013（南江堂）

「筋萎縮性側索硬化症の緩和ケア―薬剤師の関わりを中心に―」八木久仁子，日本緩和医療薬学雑誌 vol.7：23-28，2014

『現場に学ぶ緩和ケア　聖路加国際病院看護師の実践』聖路加国際病院緩和ケア病棟看護師編著，2014（メディカルレビュー社）

『呼吸器疾患診療 最新ガイドライン』弦間昭彦編著，2014（総合医学社）

『心に残る最期のとき――がんを生き抜いた 3500 人とのスピリチュアルコミュニケーション』林 章敏，2010（あ・うん）

「"古典的" 不明熱の病態と考え方」真鍋早季ほか，Medical Practice vol.33（7）：1041-1046，2016

「さまざまな疾患のエンドオブライフ① 脳血管疾患」髙山 望，Nursing Today vol.26（5）：26-30，2011

「COPD における終末期ケアの問題点と対策」赤星俊樹ほか，日本呼吸ケア・リハビリテーション学会誌 vol.19（3）：215-219，2009

『COPD（慢性閉塞性肺疾患）診断と治療のためのガイドライン 第 5 版 2018』日本呼吸器学会 COPD ガイドライン第 5 版作成委員会編，
2018（一般社団法人 日本呼吸器学会）

『"死後の処置" に活かす ご遺体の変化と管理』伊藤 茂，2009（照林社）

『死亡直前と看取りのエビデンス』森田達也・白土明美，2015（医学書院）

『終末期がん患者の輸液療法に関するガイドライン 2013 年版』特定非営利活動法人 日本緩和医療学会 緩和医療ガイドライン委員会編，2013（金原出版）

「終末期のリンパ浮腫ケアとスキンケア」高橋由美子，プロフェッショナルがんナーシング vol.5（4）：384-386，2015

「腫瘍と発熱」白井敬祐，レジデントノート vol.12（4）：640-646，2010

「腫瘍熱」古川哲矢ほか，治療 vol.92（8）：1977-1981，2010

「循環器病の診断と治療に関するガイドライン（2008 - 2009 年度合同研究班報告）　循環器疾患における末期医療に関する提言」日本循環器学会ほか，2010（日本循環器学会）

『神経疾患の緩和ケア』荻野美恵子・小林庸子・早乙女貴子・中山優季・成田有吾・野田涼子・服部万里子・花井亜紀子，2019（南山堂）

「心不全患者における栄養評価・管理に関するステートメント」日本心不全学会ガイドライン委員会ほか，2018（一般社団法人 日本心不全学会）

『心不全の緩和ケア　心不全患者の人生に寄り添う医療』大石醒悟・高田弥寿子・竹原 歩・平原佐斗司編，2014（南山堂）

『〈スピリチュアルケアを学ぶ 3〉スピリチュアルコミュニケーション──生きる希望と尊厳を支える──』窪寺俊之編著，2013（聖学院大学出版会）

「聖路加国際病院におけるコンサルテーション・リエゾン活動の現状」落合尚美ほか，Japanese Journal of General Hospital Psychiatry vol.25（1）：9-15，2013

『専門家をめざす人のための緩和医療学（改訂第 2 版）』特定非営利活動法人 日本緩和医療学会編，2019（南江堂）

『〈総合診療ブックス〉死をみとる 1 週間』柏木哲夫・今中孝信監修，林 章敏・池永昌之編，2002（医学書院）

「ターミナルステージ」恒藤 暁，最新医学 vol.52（3）：389-394，1997

『多職種カンファレンスで考える 心不全緩和ケア』菅野康夫・安斉俊久監修，2017（南山堂）

『治療 Vol.99 No.6』宇井睦人編集幹事，2017（南山堂）

「月単位 ケアの留意事項」長谷川久巳，Nursing Today vol.21（6）：85-102，2006

「透析患者におけるエンド・オブ・ライフケア」内田明子，透析ケア vol.20（11）：1022-1025，2014

「透析患者のうつ病は身体状態，アドヒアランス，死亡率にどのような影響を与えるのか」中村菜々子，腎と透析 vol.82（2）：202-205，2017

「透析患者の終末期医療，緩和ケア」原田孝司ほか，腎と透析 vol.82（2）：217-221，2017

「透析療法の現状と課題」秋澤忠男・鈴木泰平，臨牀と研究 vol.90（5）：593-596，2013

「糖尿病性腎不全，透析患者の心理―怒りと攻撃―」春木繁一，Diabetes Frontier vol.19（6）：800-804，2008

『特発性肺線維症の治療ガイドライン 2017』日本呼吸器学会監修，厚生労働科学研究費補助金難治性疾患政策研究事業「びまん性肺疾患に関する調査研究」班 特発性肺線維症の治療ガイドライン作成委員会編，2017（南江堂）

『トワイクロス先生の がん患者の症状マネジメント 第 2 版』武田文和監訳，2010（医学書院）

『トワイクロス先生の緩和ケア―QOL を高める症状マネジメントとエンドオブライフ・ケア』武田文和・的場元弘監訳，2018（医学書院）

『ナーシングケア Q&A 第 32 号　一般病棟でできる緩和ケア Q&A 改訂版』堀 夏樹・小澤桂子編，2010（総合医学社）

『苦い経験から学ぶ! 緩和医療ピットフォールファイル』森田達也・濱口恵子編，2017（南江堂）

「日本循環器学会／日本心不全学会合同ガイドライン　急性・慢性心不全診療ガイドライン（2017 年改訂版）」日本循環器学会ほか，2018（日本循環器学会）

「入院患者が発熱したときの基本的アプローチ　鑑別診断から治療開始まで」羽田野義郎ほか，レジデントノート vol.13（5）：817-822，2011

『認知症疾患診療ガイドライン 2017』日本神経学会監修，「認知症疾患診療ガイドライン」作成委員会編，2017（医学書院）

『認知症の緩和ケア』平原佐斗司・桑田美代子編，2019（南山堂）

「認知症の人の日常生活・社会生活における意思決定支援ガイドライン」厚生労働省，2018

「脳血管障害のエンド・オブ・ライフケア」桑原直行，Geriatric Medicine vol.56（2）：131-134，2018

『パーキンソン病診療ガイドライン 2018』日本神経学会監修，「パーキンソン病診療ガイドライン」作成委員会編，2018（医学書院）

「発熱性好中球減少症の治療戦略」照井康仁，癌と化学療法 vol.40（6）：688-692，2013

「非がん患者の終末期のケアと望ましい死の達成の遺族による評価」宇根底亜希子ほか，Palliative Care Research vol.14（3）：177-185，2019

「非がん疾患の予後予測の指標作成に関する研究」平原佐斗司，財団法人 在宅医療助成勇美記念財団・2009 年度後期在宅医療助成研究，2011

『非がん性呼吸器疾患の緩和ケア　全ての人にエンドオブライフケアの光を!』津田 徹・平原佐斗司編，2017（南山堂）

「非がん性呼吸器疾患の緩和ケアとアドバンス・ケア・プランニング」津田 徹，日本内科学会雑誌 vol.107（6）：1049-1055，2018

『非がん性慢性疼痛に対するオピオイド鎮痛薬処方ガイドライン 改訂第 2 版』一般社団法人 日本ペインクリニック学会 非がん性慢性疼痛に対するオピオイド鎮痛薬処方ガイドライン作成ワーキンググループ編，2017（一般社団法人 日本ペインクリニック学会）

「便秘・下痢のアセスメントと治療」大坂 巌，薬事 vol.59（3）：529-536，2017

『ホスピス緩和ケア白書 2015 ホスピス緩和ケアを支える専門家・サポーター』志真泰夫・恒藤 暁・森田達也・宮下光令，2015（青海社）

『ホスピス緩和ケア白書 2018 がん対策基本法─これまでの 10 年 これからの 10 年』志真泰夫・恒藤 暁・細川豊史・宮下光令・山崎章郎編，木澤義之企画担当，2018（青海社）

「末期腎不全患者の心理（導入期から維持期の心理的ケア）」高野公輔，腎と透析 vol.82（2）：227-231，2017

「慢性腎臓病に伴う骨・ミネラル代謝異常の診療ガイドライン」社団法人 日本透析医学会，日本透析医学会雑誌 vol.45（4）：301-356，2012

「慢性腎臓病の概念と透析看護」梅村美代志，Nursing Today vol.25（4）：115-119，2010

「臨床心理士の立場から」阿佐美百合子，小児科診療 vol.75（7）：1201-1206，2012

「リンパ浮腫」祖父江由紀子，プロフェッショナルがんナーシング vol.7（3）：259-267，2017

「リンパ浮腫」高倉 聡ほか，癌と化学療法 vol.38（4）：528-533，2011

「リンパ浮腫の病態生理」齊藤幸裕，Angiology Frontier vol.12（2）：97-102，2013

「わが国の慢性透析療法の現況（2017 年 12 月 31 日現在）」新田孝作，日本透析医学会雑誌 vol.51（12）：699-766，2018

監修

林 章敏 (はやし・あきとし)
聖路加国際病院緩和ケア科部長　緩和医療専門医

1963年生まれ。1988年、宮崎医科大学医学部（現宮崎大学医学部）卒業。淀川キリスト教病院ホスピス勤務、英国オックスフォード　マイケルソーベルハウスでの研修、日本バプテスト病院ホスピス長、豪州メルボルン　モナシュ大学での研修、日本バプテスト連盟医療団訪問診療部長等を経て、2004年より　聖路加国際病院緩和ケア科医長。2010年より現職。聖路加国際大学臨床教授、東京医科歯科大学臨床教授も兼務。日本ホスピス緩和ケア協会理事、日本死の臨床研究会常任世話人も務める。
編著書に『エキスパートナース・ガイド　がん性疼痛ケア完全ガイド』（照林社）、『がん看護セレクション　がん疼痛マネジメント』（学研メディカル秀潤社）、『〈総合診療ブックス〉死をみとる1週間』（医学書院）などがある。

取材協力

伊藤祐子 (いとう・ゆうこ)
緩和ケア認定看護師　ファミリー・ホスピス株式会社勤務

1975年生まれ。1998年、山形市立病院済生館高等看護学院卒業後、聖路加国際病院緩和ケア病棟（PCU）、同病院救命救急センター勤務を経て、2009年より同病院緩和ケア病棟／緩和ケア外来アシスタントナースマネージャー。2012年より緩和ケアチーム専任看護師兼務。2020年に日本福祉大学福祉経営学部（通信教育）医療福祉・マネジメント学科卒業、社会福祉主事任用資格取得。2020年4月より現職。編著書に『現場に学ぶ緩和ケア　聖路加国際病院看護師の実践』（メディカルレビュー社）、『苦い経験から学ぶ！　緩和医療ピットフォールファイル』（南江堂）がある。e-ラーニング教材「ビジュアルナーシングメソッド」（学研メディカルサポート）制作協力も担当。

STAFF

本文デザイン	栗山エリ（ameluck＋i）
本文イラスト	ふじわらてるえ
校正	渡邉郁夫
編集協力	浅田牧子、オフィス201（川西雅子）
編集担当	梅津愛美（ナツメ出版企画）

本書に関するお問い合わせは、書名・発行日・該当ページを明記の上、下記のいずれかの方法にてお送りください。電話でのお問い合わせはお受けしておりません。
・ナツメ社webサイトの問い合わせフォーム
　https://www.natsume.co.jp/contact
・FAX（03-3291-1305）
・郵送（下記、ナツメ出版企画株式会社宛て）
なお、回答までに日にちをいただく場合があります。正誤のお問い合わせ以外の書籍内容に関する解説・個別の相談は行っておりません。あらかじめご了承ください。

これならわかる！ はじめての緩和ケア

2020年5月1日　初版発行
2024年2月20日　第6刷発行

Hayashi Akitoshi, 2020

監修者	林 章敏
発行者	田村正隆
発行所	株式会社ナツメ社 東京都千代田区神田神保町1-52 ナツメ社ビル1F（〒101-0051） 電話　03（3291）1257（代表）　FAX　03（3291）5761 振替　00130-1-58661
制　作	ナツメ出版企画株式会社 東京都千代田区神田神保町1-52 ナツメ社ビル3F（〒101-0051） 電話　03（3295）3921（代表）
印刷所	ラン印刷社

ISBN978-4-8163-6820-2
〈定価はカバーに表示してあります〉　〈落丁・乱丁本はお取り替えします〉

Printed in Japan

本書の一部または全部を著作権法で定められている範囲を超え、ナツメ出版企画株式会社に無断で複写、複製、転載、データファイル化することを禁じます。

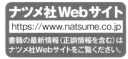

ナツメ社Webサイト
https://www.natsume.co.jp
書籍の最新情報（正誤情報を含む）は
ナツメ社Webサイトをご覧ください。